AF628390

FIT & GLÜCKLICH Schwanger

DEIN UMFASSENDER RATGEBER AUF DEM WEG ZUM MAMA-SEIN

Inklusive Ernährungstipps für jedes Trimester, leckeren Rezepten und effektiven Übungen für Beckenboden & Rektusdiastase

KAYA RENZ

Bibliografische Information der Deutschen Nationalbibliothek.

Die Deutsche Nationalbibliothek verzeichnet diese Publikation in der Deutschen
Nationalbibliografie; detaillierte bibliografische Daten sind im Internet über
http://dnb.dnb.de abrufbar.

Für Fragen und Anregungen:
info@eulogiaverlag.de

ISBN Print: 978-3-96967-361-4
ISBN E-Book: 978-3-96967-359-1

Originale Erstausgabe 2023

Eulogia Verlags GmbH
Gänsemarkt 43
20354 Hamburg

Lektorat: Sandra Pichler
Satz und Layout: Tomasz Dębowski

FIT & GLÜCKLICH

Schwanger

DEIN UMFASSENDER RATGEBER AUF DEM WEG ZUM MAMA-SEIN

Inklusive Ernährungstipps für jedes Trimester, leckeren Rezepten und effektiven Übungen für Beckenboden & Rektusdiastase

EULOGIA
VERLAG

Inhalt

*„Ich genieße es, mich liebevoll
um meinen kostbaren Körper zu kümmern."*

KAYA RENZ

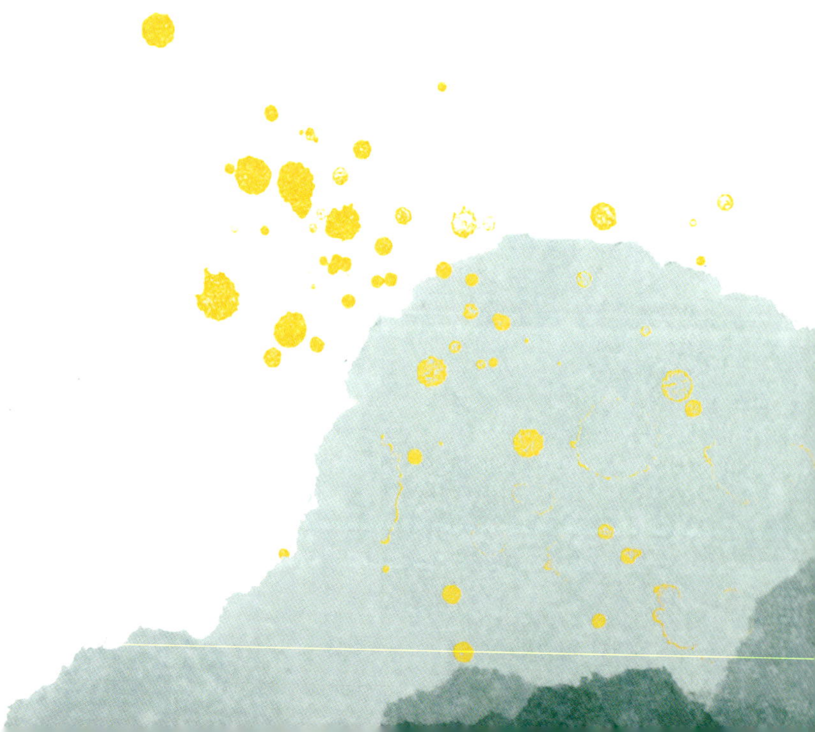

Vorwort

Wie schön, dass du da bist und dich für mein Buch entschieden hast. Ich hätte im Leben nicht gedacht, dass ich, Kaya Renz: Fitness Coach, Athletin und Kreativ-Kopf, mal ein Buch schreiben würde. Aber nun sitze ich hier an meinem Laptop und tippe in die Tasten und es fühlt sich unfassbar richtig an. In den letzten Jahren habe ich immer mehr gespürt, für was ich mich gerne einsetzen möchte, was meine Aufgabe ist und was ich werdenden Mamas vermitteln und mitgeben möchte. All meine Zeit, Kreativität und Liebe investiere ich deshalb in meine AufGABE!

Mein Wunsch ist es, für Frauen eine haltende Stütze in den magischen Monaten von Schwangerschaft, Geburt und in der Zeit danach zu sein. Körperlich und mental ändert sich so viel bei uns Frauen. Ich begleite nun auch dich auf deiner aufregenden, spannenden und traumhaften Reise voller Veränderung, Liebe und Herausforderung.

Als Athletin weiß ich, wie wichtig ein gesunder Körper ist. Meistens geht aber total an uns vorbei, was für ein Wunderwerk er eigentlich ist. Automatisch hält er uns Tag für Tag am Leben. Diesem Prozess schenken wir in unserem Alltag sehr wenig Aufmerksamkeit. Erst bei Krankheit und Unwohlsein fällt uns auf, wie gesund wir eigentlich sind und wie mühelos sonst alles funktioniert.

Sobald wir schwanger sind, ändert sich diese Perspektive oft. Wir spüren und sehen dann, was unser Körper von ganz alleine leisten kann und zu was er in der Lage ist. In fast 10 Monaten kreiert er einen kompletten Menschen mit funktionierenden Organen, 10 Fingern, dem süßesten Gesicht und einem einmaligen Charakter. In diesem Buch wird es sehr viel um unseren eigenen Körper sowie die wichtigsten Funktionen der Muskeln gehen, die bei einer Schwangerschaft und Geburt strapaziert werden. Ich werde dir zeigen, wie du achtsam und liebevoll deine Grenzen wahrnimmst, sie achtest und gut zu deinem Körper bist. Dadurch wirst du nach der Geburt auf gesunde Weise zu der Körperform finden, die du dir wünschst.

Aber natürlich verändert sich nicht nur unser Körper in dieser aufregenden Zeit. Manchmal ändert sich sogar so viel, dass wir gar nicht mehr wissen, wer wir eigentlich sind oder waren; und das ist absolut normal. Ich nehme dich an die Hand und zeige dir Wege, wie du dich selbst kennenlernst und es vielleicht sogar genießt, dich nochmal ganz neu zu definieren.

Schwangerschaft und Geburt sind eine Chance zur absoluten Weiterentwicklung und du wirst dich auf jeden Fall oft selbst überraschen. Versprochen! Sieh es als Challenge und freue dich auf die kommende Zeit.

Natürlich thematisiere ich auch die Zeit nach der Geburt. Es ist eine wundervolle, aber auch sehr herausfordernde Zeit. Mit unendlich vielen Emotionen und Ups und Downs.

Sei bereit, Fehler zu machen, sie zu erkennen und anzunehmen. Nimm dich an, wie du jetzt gerade bist. Denn so bist du genau richtig und einzigartig.

Mein Sohn Yoko ist jetzt 2,5 Jahre alt. Er hat mein Leben ordentlich auf den Kopf gestellt. Ich liebte es früher, mein Leben selbst in der Hand zu haben, spontan und frei sein zu dürfen. Ich habe mir zwar Kinder gewünscht, aber eilig hatte ich es nicht. Ich genoss mein Leben in vollen Zügen. Die Entscheidung für ein Kind erfolgte dann aber sehr bewusst und es war die beste Entscheidung meines Lebens! Natürlich gab es immer wieder Momente, in denen ich mir mein altes, unkompliziertes Leben zurückgewünscht habe. Aber wenn ich ganz ehrlich bin, ist Mama werden die schönste wundervollste Schule, die ich je besuchen durfte. Ich habe mich nochmal ganz anders kennen- und vor allem lieben gelernt. Und was gibt es Schöneres auf der Welt, als neue und aufregende Erfahrungen zu sammeln? Nichts! Denn deshalb sind wir doch hier, oder?

Du und dein Körper sind die Basis für alles, was du dir kreierst und erreichen möchtest. Ich wünsche mir, dass du dich mit mir und meinem Buch sicher, geborgen und gut aufgehoben fühlst. Ich stehe dir mit Rat und Tat zur Seite, wenn es mal wieder holprig wird.

Allgemeine Einleitung

Vor dir liegt die vielleicht längste Reise deines bisherigen Lebens. Einen großen Koffer und Flugtickets brauchst du dafür nicht. Diese Reise findet nur in dir selbst statt. Sie beginnt mit dir als eigenständige Frau und mündet in einem ganz neuen Lebensabschnitt: Du wirst Mama und hältst bald ein kleines Wesen in deinen Armen, das so schnell nicht mehr von deiner Seite weichen wird.

Ich persönlich finde den Vergleich einer Reise mit einer Schwangerschaft sehr passend, denn rückblickend habe ich, wie bei einer Exkursion, unglaublich viele Dinge entdecken und lernen dürfen. Es gab manche Tage, die fühlten sich an wie ungemütliche Regentage. Ich hatte das Bedürfnis, es mir zu Hause kuschelig zu machen, und verspürte wenig Lust, etwas zu unternehmen. Viele andere Tage hingegen waren voller Sonnenschein, Vorfreude und Spannung auf alles, was mich erwarten würde.

In der Zeit meiner Schwangerschaft durfte ich mich und meinen Körper auf eine ganz andere Art kennenlernen. Ich übte mich darin, ihn noch besser zu verstehen und weicher mit ihm und seinen Bedürfnissen umzugehen.

Ähnlich wie bei einer Reise gab es vieles zu organisieren und zu planen. Viele andere Dinge hingegen blieben ungewiss. Es war meine Aufgabe, spontan zu sein. Jeden Tag mit seinen individuellen Befindlichkeiten anzunehmen und das Beste daraus zu machen. Übrigens eine super Vorbereitung auf den Alltag mit meinem Baby, das mittlerweile schon ein Kleinkind ist. Denn dieser ist, wie viele mir prophezeit hatten, oft ebenso wenig planbar und steckt voller Überraschungen.

Mit diesem Buch möchte ich dich auf deiner ganz eigenen Reise unterstützen und begleiten. Deine Schwangerschaft ist individuell. Genau wie dein Körper einzigartig ist. So liest du hier keine Bedienungsanleitung, die du Schritt für Schritt abarbeiten sollst. Vielmehr kannst du dir mein Buch als treuen Reisebegleiter

Mein Tipp:
Schau gerne schon während deiner Schwangerschaft in die ***Kapitel IV. und V.***
Dort findest du z. B. tolle Meal-Prep-Ideen, Tipps zur Vorbereitung auf deine Geburt und dein Wochenbett und meine Empfehlungen, um auch deine Liebsten bestmöglich als Unterstützung einzubinden.

vorstellen. Einen, der dir mit Rat und Tat zur Seite steht. Eine Art Tourguide für die Zeit vor und nach der Geburt, der dich über die Themen rund um Körper und Geist abholt und informiert.

In meiner Schwangerschaft mit Yoko habe ich diese Me-Time-Momente besonders geliebt: mich mit einem Tee oder Kaffee auf die Couch zu kuscheln, ein Buch über genau diese Zeit zu lesen und damit die Vorfreude auf alles, was kommt, so richtig zu zelebrieren. Genau das sowie viel Spaß beim Lesen wünsche ich mir für dich von ganzem Herzen!

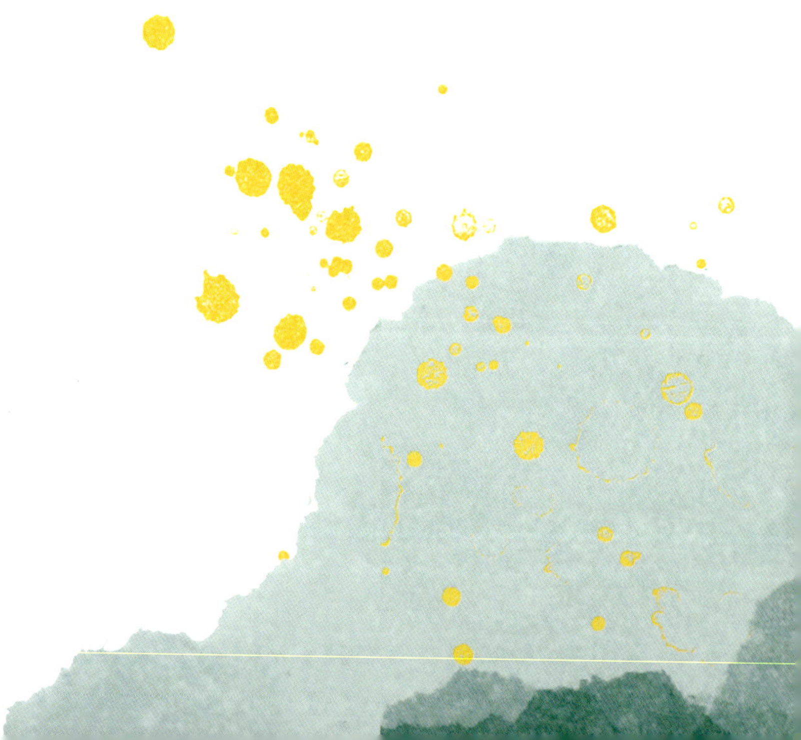

Einleitung

WARUM DIR DIESES BUCH EIN GUTER BEGLEITER IST

Obwohl eine Schwangerschaft das Natürlichste der Welt ist und dein Körper genau weiß, was er tun muss, ist eine gute Vorbereitung wichtig. Wie eine Art Warm-up vor dem Training, nur ausführlicher. Ab dem Moment, in dem du den positiven Schwangerschaftstest in den Händen hältst, kannst du dir fast ein Dreivierteljahr Zeit nehmen, um dich ganzheitlich in alles einzufühlen. Welche Begleiterscheinungen kannst du spüren? Wann nimmst du die ersten äußerlichen Veränderungen deines Körpers wahr? Wie entwickelt sich dein Appetit? Wann kannst du die ersten sanften Stupse deines Babys gegen die Bauchdecke bemerken?

All diese Dinge sind, vor allem bei einer ersten Schwangerschaft, wahnsinnig aufregend. Kurz nachdem mein Test damals positiv war, lud ich mir Podcasts zum Thema herunter, installierte tolle Apps und kaufte mir ein Buch, in dem ich jede Woche nachlas, was gerade bei meinem Baby passierte. Kurzum: Ich war hochmotiviert und voller Vorfreude. Genau das wünsche ich mir auch für dich. Dass du dir durch das Lesen meines Buches ganz bewusst Zeit für dich, deinen Körper und dein heranwachsendes Wunder im Bauch nimmst. Dass du lernst, deinen Körper noch mehr wertzuschätzen – schließlich produziert er gerade wie nebenbei einen kleinen Menschen in dir. Dass du lernst, dich durch Ruhe und Entspannung, durch speziell abgestimmte Workouts und durch eine ausgewogene Ernährung wohl und stark in dir selbst zu fühlen.

Vor dir liegt ein neuer Lebensabschnitt. Zahlreiche magische erste Male warten auf dich: Du hältst dein frisch geschlüpftes Baby das erste Mal in den Armen. Das erste Mal stillen oder Fläschchen geben. Einige Wochen später das erste zarte Lächeln, wenn es dich – seine Mama – ansieht.

Vielleicht wirst du dich in den Tagen nach der Geburt fühlen wie in einem Paralleluniversum. Während der Wochenbettzeit wirst du sehr viel Zeit im Bett oder auf der Couch verbringen. Der Alltag verschwimmt in einem undefinierbaren Zustand aus Kuscheln, Schlafen, Windelnwechseln, Milchgeben, Staunen und Genießen. Und die Tage werden manchmal herausfordernd sein. Schlafmangel und ein ewig kreisendes Gedankenkarussell werden dich aus der gemütlichen Baby-Bubble immer wieder zurück ins echte Leben katapultieren. Ich glaube, meine Tage hatten selten so viele Ups und Downs wie in dieser Zeit. Auf der einen Seite Sorgen, ob ich genug Milch habe, ob mein Baby genug zunimmt. Dann mein eigener Körper, der nach der Geburt noch sehr schwach und hier und da schmerzte. Aber im Gegensatz dazu gab es unendlich viele Momente voller Glück und purer Liebe, wenn Yoko zufrieden auf mir schlief. Oder wenn uns unsere Hebamme täglich besuchte und uns versicherte, dass alles gut und ganz normal ist.

Wie du hoffentlich herauslesen kannst, stellt die Geburt dein bisheriges Leben ganz schön auf den Kopf. Genau deshalb finde ich eine gute Vorbereitung sehr wichtig. Um dich auf deine Zukunft als Mama einzustimmen und auch, um dich ein wenig von deinem jetzigen Leben zu verabschieden. Dein Fokus wird in den nächsten Wochen, Monaten und Jahren sehr wahrscheinlich ein anderer sein als bisher. Du wirst weniger flexibel durch die Welt gehen, sondern ständig die Bedürfnisse deines Babys im Hinterkopf haben. Mein Partner und ich haben damals eine kleine Liste mit Dingen erstellt, die wir vor der Geburt noch gemeinsam als Paar unternehmen wollten. Das waren einfache Dinge wie ein Abendessen in unserem Lieblingsrestaurant oder bewusst an einem Sonntag ausschlafen, gemütlich frühstücken und in den Tag hineinleben. Wir haben diese Zeit zu zweit sehr genossen und hatten dadurch in den ersten wilden Wochen nach Yokos Geburt weniger das Gefühl, unser altes Leben zu vermissen.

Auch deine Beziehung wird sich durch euer neues Familienmitglied verändern. Ihr seid nun nicht mehr „nur" ein Paar – ihr seid Eltern und eine Familie. Das bedeutet weniger Zweisamkeit, viele neue Aufgaben und Herausforderungen und eine ganz andere Alltagsdynamik. Wie so häufig ist eine offene Kommunikation das A und O, damit diese gelingt. Nehmt euch schon vor der Geburt ausreichend Zeit, um zu besprechen, wer welche Aufgaben im Alltag übernimmt. Wie ihr euch in Nächten mit wenig Schlaf organisiert. Wer euch aus dem Familien- und/oder Freundeskreis wie unterstützen kann und wie ihr euch kleine Inseln schaffen könnt, in denen ihr euch wieder als Liebespaar und nicht nur als funktionierende Eltern fühlt. Denn wenn ihr als Paar glücklich und erfüllt seid, schenkt ihr eurem Baby dadurch die beste Basis, um sich sicher zu fühlen.

Insbesondere im Wochenbett – so bezeichnet man die rund sechs bis acht Wochen nach der Geburt – profitierst du von einer guten Vorbereitung. Wahrscheinlich wirst du schon einige Zeit vor der Geburt das Bedürfnis haben, euer Zuhause besonders kuschelig herzurichten: der sogenannte Nestbautrieb. Du wirst, wie der Name schon sagt, sehr viel Zeit im Bett verbringen. Ein aufgeräumtes Schlafzimmer mit angenehmen Lichtquellen, gemütlicher Bettwäsche, dicken Kissen und einem Nachttisch für Getränke, Snacks und Co. sind zum Wohlfühlen elementar. Ich fand es toll zu wissen, dass ich mich in der ersten Zeit kaum um etwas anderes als um Yoko kümmern musste. Kein Einkaufen, kein Kochen, keine Wäsche – das hat mir beim Ankommen und Erholen sehr geholfen. Organisiere am besten schon im Vorfeld, wer aus deinem Umfeld wobei unterstützen kann und möchte, und traue dich, um Hilfe zu bitten, wenn du sie benötigst. Spüre in dich hinein und überlege dir, was du brauchst und dir wünschst. Und glaube mir, für deine Familie und Freunde wird es schön sein, gebraucht zu werden. Fordere es ein.

WAS ICH DIR MIT AUF DEINEN WEG GEBEN MÖCHTE

Für mich als Athletin ist das Thema Sport und Bewegung rund um die Zeit vor und nach der Geburt eine große Herzensangelegenheit geworden. Natürlich war es für mich in den ersten Wochen meiner Schwangerschaft eine Umstellung, nicht mehr so trainieren zu können wie zuvor. Mein sonst so definierter Körper veränderte sich, wurde weicher, mein Sixpack entwickelte sich von Monat zu Monat mehr zur runden Kugel. Doch zu meiner Überraschung liebte ich diese Veränderungen. Ich war so stolz auf meinen Babybauch und unfassbar dankbar darüber, was mein Körper von ganz allein leistete. Ich lernte mehr und mehr auf meine Bedürfnisse zu hören und meinem Körper das zu schenken, was er brauchte. Wenn ich ehrlich bin, war das das erste Mal in meinem Leben, dass ich so fürsorglich mir selbst gegenüber wurde. Fühlte ich mich fit und energiegeladen, rollte ich meine Matte für ein knackiges Workout aus – natürlich an die Trimester angepasst. An anderen Tagen reichten mir ein sanftes Stretching, Yoga oder eine Meditation.

Außerdem beschäftigte ich mich intensiv mit dem Beckenboden. Ein Körperteil, das abseits einer Schwangerschaft und Geburt kaum Beachtung findet und dennoch so wichtig ist. Deshalb widme ich auch einen großen Teil meines Buches diesem wichtigen und besonderen Muskel. Durch gezieltes Training und sanfte Übungen kannst du deinen Beckenboden schon vor der Geburt fokussieren bzw. stärken. So legst du nicht nur das Fundament für eine vollkommene Rückbildung, sondern erleichterst zudem die Geburt. Denn ein gesunder Beckenboden ist flexibel und stark.

Mir persönlich ist es ein großes Anliegen, dass sich Frauen nach der Geburt ihre wohlverdiente und dringend notwendige Ruhe gönnen. Ganz egal wie sportlich und fit du vorher warst – dein Körper braucht nun Zeit zum Heilen. Und das bedeutet erstmal liegen, liegen,

liegen. So schwer es dir vielleicht fallen mag, probiere in den ersten Tagen und Wochen, nachdem dein Baby zur Welt gekommen ist, dich nicht mehr als nötig zu bewegen. Das Bett ist der Ort deiner Wahl, um dich auszuruhen, zu kuscheln, zu schlafen, zu genießen und deinen Körper erst einmal machen zu lassen. Er hat nämlich in den letzten Monaten Reichliches geleistet. Schwangerschaft und Geburt sind kein Zuckerschlecken. Schenke dir Selbstliebe, Entspannung und Akzeptanz. Bei Verspannungen vom Stillen verwöhne dich gerne mit sanften Stretching-Einheiten für deinen Nacken und deinen gesamten Rücken.

Deine Hebamme kommt in den ersten Wochen nach der Geburt täglich zu dir, untersucht dein Baby und auch dich und deinen Körper. Vor allem ertastet sie täglich, wie weit sich deine Gebärmutter bereits zurückgebildet hat.

Sobald sich diese komplett zurückgebildet hat, darfst du in Rückenlage mit ganz sanften vorsichtigen Beckenbodenübungen starten. Welche das sind, zeige ich dir in Kapitel III. 1.

Rund 6 Wochen nach der Geburt wirst du deinen ersten Kontrolltermin bei deinem Gynäkologen oder deiner Gynäkologin haben. Es wird geschaut, wie eventuelle Geburtsverletzungen verheilt sind und wie es um deinen Beckenboden steht. Wenn alles in Ordnung ist, bekommst du das Go, mit einer aktiven Rückbildung zu starten. Ein perfekt abgestimmtes Programm dafür findest du hier in Kapitel III. Sehr sanfte Trainings und tolle Übungen stärken deinen Beckenboden, schließen deine Rektusdiastase und bauen Tiefenmuskulatur im gesamten Körper auf.

Auch wenn du sonst eher schweißtreibende Workouts bevorzugst: Glaube mir, die vielleicht langweilig erscheinende Rückbildung ist essenziell, um später beim Sport wieder richtig durchstarten zu können. Ein starker Beckenboden ist die Basis dafür und unterstützt dich ein Leben lang. Tatsächlich neigen viele Frauen dazu, die Wichtigkeit der Rückbildung zu unterschätzen. Durch die Hormone, die Anfangseuphorie und das Bedürfnis, das Neugeborene der ganzen Welt zu präsentieren, machen viele frischgebackene Mamas viel zu früh lange Spaziergänge oder wuseln in der Wohnung herum. Auch wenn das zunächst ganz gut zu funktionieren scheint, die Rechnung dafür gibt es leider fast immer im Nachhinein. Mein Appell an dich: Sei geduldig mit dir und deinem Körper. Alles kommt mit seiner Zeit und du wirst – gut gestärkt – noch genug Gelegenheiten für fordernde Workouts haben.

Durch das Wachsen deines Bauches weichen die rechte und linke gerade Bauchmuskulatur auseinander. Das nennt man Rektusdiastase. Diese ist von Frau zu Frau unterschiedlich stark ausgeprägt. Durch gezieltes Training der schrägen und seitlichen Bauchmuskeln kannst du die Rektusdiastase wieder schließen. Meine absoluten Lieblingsübungen findest du ebenfalls in Kapitel III. 2.

Ich wünsche mir von Herzen, dass mein Buch zu deinem Rundum-Begleiter für diese magische Zeit vor und nach der Geburt wird. Der Fokus liegt auf deinem Körper, in dem du dich gesund, sicher und wohl fühlst.

Neben Bewegung ist deine Ernährung dabei eine wichtige Säule. Während der Schwangerschaft läuft dein Körper auf Hochtouren. Deine Aufgabe ist es, ihm den nötigen Treibstoff dafür zu liefern. Qualität statt Quantität ist das Motto. Statt – wie früher weit verbreitet – für zwei zu essen, solltest du eher doppelt so gut essen. Sprich: bunt, ausgewogen und vor allem lecker. Viel frisches, saisonales Gemüse, vollwertige Kohlenhydrate, gesunde Fette und ausreichend Proteine liefern deinem Körper alles, was er braucht. In welchem Trimester du auf welche Nährstoffe besonders Acht geben solltest und wie du sie in Form leckerer Rezepte in deinen Alltag einbauen kannst, erfährst du in Kapitel II. 2.

Wie schon erwähnt, spielt Bewegung in der Wochenbettzeit kaum eine Rolle. Im Gegenteil. Je weniger, desto besser. Umso wichtiger ist in der ersten Phase nach der Geburt deine Ernährung. Eine Geburt kann kräftezehrend wie ein Marathon sein. Daher braucht dein Körper nun Energie, um sich zu erholen und zu regenerieren.

Falls du stillst, versorgst du nicht nur dich, sondern auch dein Baby. Logisch, dass dein Körper ausreichend Nährstoffe braucht, um die Milch für dein Neugeborenes zu produzieren.

Die Rezepte fürs Wochenbett sind wahres *Feelgood-Food*. Sie schmecken fantastisch, tun gut und sind vor allem schnell und einfach zubereitet. Schließlich werden du und dein Partner bzw. deine Partnerin nun Wichtigeres zu tun haben, als in der Küche zu stehen. Noch besser ist es, wenn Freunde und Familie euch in der ersten Phase nach der Geburt mit Essen versorgen. Mehr dazu in Kapitel IV und V.

BEVOR ES LOSGEHT …

Bevor wir nun ins erste Thema einsteigen, möchte ich dir noch ein paar Dinge mit an die Hand geben. Nutze die Zeit der Schwangerschaft, um deinen Körper noch besser kennen- und lieben zu lernen. Gerade als junge Mama fällt es manchmal schwer, auf die eigenen Bedürfnisse zu achten. Doch das ist so wichtig. Als glückliche, zufriedene und ausgeglichene Mama kannst du dich auf

Dauer gut um dein Baby kümmern und dafür sorgen, dass es auch ihm gut geht. Auch wenn es dir egoistisch erscheint – lerne, für dich einzustehen. Schenke dir kleine Pausen, wann immer du sie brauchst. Manchmal macht es schon einen Riesenunterschied, wenn dir jemand dein Baby für 20 Minuten abnimmt und du einfach mal in Ruhe eine Tasse Tee trinken kannst oder ohne Eile unter die heiße Dusche steigst. Wir Mamas neigen oft dazu, uns selbst hintenanzustellen. Das kann für eine gewisse Zeit gut funktionieren, doch oft kommt irgendwann der große Knall und wir werden krank oder völlig erschöpft. Schaffe dir regelmäßig kleine Inseln der *Me-Time*, in denen du deine Ressourcen schonen und aufladen kannst.

In diesem Buch werde ich nicht müde zu betonen, wie wichtig die Rückbildung ist. Spätestens wenn du mit deinem Kind herumtoben oder Trampolin springen möchtest, wirst du dir dafür danken. Hier ist Kontinuität das A und O. Trainiere lieber kürzer und dafür regelmäßig, statt nur einmal die Woche direkt für zwei Stunden. In Kombination mit nährstoffreichen Mahlzeiten wird dein Körper bald wieder in seine alte Stärke zurückfinden. Oder besser gesagt: Finde in die Form, die DU dir wünschst und in der du dich am wohlsten fühlst. Ich verspreche dir, Mama zu sein ist eins der schönsten Dinge, die es auf der Welt gibt, und ich wünsche mir für dich, dass du dich wohl, glücklich und fit fühlst. Und ich freue mich unendlich, dass ich dich auf deiner wohl spannendsten Reise begleiten darf.

Also lass uns starten!

Gestärkt durch die Schwangerschaft

1

Mentale und körperliche Unterstützung

Für das 1. Trimester • Für das 2. Trimester • Für das 3. Trimester

KÖRPER, GEIST UND SEELE: WAS DICH IN DEINEN DREI TRIMESTERN ERWARTET

Eine Schwangerschaft ist ein wahres Wunder. Deine mikroskopisch kleine Eizelle verschmilzt mit dem Spermium deines Partners. Über zehn Monate hinweg wächst daraus ein kleines Baby. Und das alles passiert wie von selbst in deinem Bauch.

Auch wenn alles ohne großes Zutun geschieht, machst du in den zehn Monaten deiner Schwangerschaft körperlich und psychisch eine wahnsinnig aufregende Veränderung durch.

Jedes Trimester bringt seine typischen Befindlichkeiten und Besonderheiten mit sich. Selbst die einzelnen Tage können sich manchmal ganz unterschiedlich anfühlen. Sowohl mental als auch physisch.

Selbstverständlich sind all diese Empfindungen individuell – es gibt keinen Plan, der für jede Schwangere gilt. Dennoch möchte ich dich in diesem Kapitel auf die Eventualitäten und typischen Verfassungen der drei Trimester vorbereiten.

*„Mutter zu werden beginnt bereits
ab dem Zeitpunkt, als du beschlossen hast, schwanger zu werden, und geht weit über die Geburt des zauberhaften neuen Lebens hinaus. Vielleicht spürst du bereits, dass noch viel mehr in dir passiert als die körperliche Veränderung. Denn neben dem Menschen in deinem Bauch wächst auch du zu einer neuen Person heran."*

Quelle: Alina Spieth, E-Book: Fit durch die Schwangerschaft von Kaya Renz

DAS ERSTE TRIMESTER DEINER SCHWANGERSCHAFT

Die ersten 13 Wochen der Schwangerschaft empfinden viele Frauen als die anstrengendsten und aufreibendsten. Sicherlich kannst du dich noch haargenau an den Moment erinnern, an dem du das positive Testergebnis in den Händen gehalten hast. In den darauffolgenden Wochen entwickelt sich die befruchtete Eizelle auf die Größe einer kleinen Kiwi. Sogar Ohrläppchen und Augenlider werden in dieser Anfangszeit schon ausgebildet.

Rein äußerlich kann man das, was dein Körper still und heimlich leistet, kaum sehen. Die dezente Wölbung deines Bauches ist in diesem Zeitraum noch leicht mit einem kleinen Food-Baby zu verwechseln.

Für dich persönlich können die Empfindungen überwältigend sein. Du erfährst, dass dein Leben bald eine neue Wendung nimmt. Selbstverständlich bleibst du immer noch du. Du musst dich nicht von allem Liebgewonnenen verabschieden, aber schon bald wird ein kleiner Mensch sehr viel Zeit mit, auf und an dir verbringen. Wenn du das erste Mal schwanger bist, führt das automatisch zu einer Verantwortung, wie du sie bislang nicht kanntest. Typische Gefühle in den ersten Wochen: Freude, Ängste, Kontrollverlust, Einsamkeit, Dünnhäutigkeit, Müdigkeit.

Für viele Frauen springt automatisch das Gedankenkarussell an. Wie werde ich diesen neuen Lebensabschnitt meistern? Wie wird sich mein Leben verändern? Wie wird mein Partner bzw. meine Partnerin auf das Baby reagieren? Wie entwickelt und verändert sich unsere Beziehung? Wie wuppen wir alles finanziell? Werde ich meine Freiheiten aufgeben müssen? Wann verkünde ich meiner Familie und meinen engsten Freunden, dass ich schwanger bin? Bin ich wirklich bereit?

Viele dieser Fragen kannst du dir jetzt noch nicht beantworten. Dennoch ist es sinnvoll, sich mit den dir am meisten vertrauten Menschen darüber auszutauschen, was dich bewegt und welche Gefühle du hast.

Die Angst vor einer möglichen Fehlgeburt schwebt in den ersten Wochen vielleicht über allem. Leider ist das Risiko in der Frühschwangerschaft vergleichsweise hoch, dass dein kleines Wunder nicht bleibt. Hier kann die Natur gnadenlos sein. So schwierig es klingt, versuche, die Gedanken daran nicht allzu sehr in den Fokus zu rücken. Außer geduldig zu sein, bis die kritische Phase vorbei ist, kannst du kaum etwas tun.

Übrigens bist du kein schlechter Mensch, wenn du nicht von Beginn an überglücklich bist und auf Wolke sieben schwebst. Zweifel, Unsicherheiten, Ängste und jegliche – auch negative – Gefühle und Gedanken sind absolut normal, erlaubt und dürfen genauso empfunden werden.

Dass du nicht täglich freudestrahlend durch deinen Alltag gehst, ist übrigens auch rein körperlich ganz selbstverständlich. Bei vielen Frauen wird die Freude über den baldigen Nachwuchs von Übelkeit, starker Müdigkeit und Erschöpfung getrübt. Von einem flauen Gefühl bis hin zu häufigem Übergeben und dem Bedürfnis, das Bett kaum noch zu verlassen, kann es alle Facetten geben. Aber keine Sorge: Manche Frauen sind auch nach wie vor topfit und spüren im ersten Trimester so gut wie gar nicht, dass in ihnen mächtig viel los ist.

Was ich dir mitgeben möchte: Sei gut zu dir, nimm deine Bedürfnisse wahr und versuche auf dich, statt auf eventuelle Meinungen anderer zu hören. Dei Körper macht gerade eine wahnsinnig Entwicklung durch, und das solltest d wertschätzen und respektieren. Schenke dir Pausen, wenn du sie brauchst, Ruhe und Selbstfürsorge.

Auch wenn bislang nur dein engster Kreis über deine Schwangerschaft Bescheid weiß: lass dir von deinen Lieben helfen und kommuniziere offen und ehrlich, was dir gerade guttun würde.

Und an Tagen, an denen dir alles zu viel wird – halte durch. Für die meisten Frauen kippt rund um die 13. Woche der Schalter. Statt Übelkeit und Abgeschlagenheit fühlen sie sich wieder voller Energie und können sich endlich über das große Glück freuen, das in ihrem Bauch von Woche zu Woche wächst.

Im ersten Trimester tuen dir Spaziergänge und sanfte Stretching- oder Yogaeinheiten sehr gut. Wenn du topfit sein solltest und dich nach schweißtreibenden Trainingseinheiten fühlst, kannst du diese bedenkenlos absolvieren. Bitte besprich dies aber mit deiner Hebamme, deinem Frauenarzt oder deiner Frauenärztin und beachte ein paar goldene Tipps: Vermeide Sprünge und ruckartige Bewegungen, trinke ausreichend Wasser, beende das Training, sobald dir schwindelig ist, dein Bauch zieht, dein Puls zu hoch geht oder dir einfach die Puste fehlt. Sportarten wie Skifahren, Crossfit, Tennis und Reiten empfehle ich nicht mehr.

https://youtube.com/playlist?list=PLwrma1fIMaiICVZJb2_3qBRAM4Zhlm6Nu&si=gvZxq6waO8jgb0cK

Vielleicht bist du bereits vertraut mit den Themen Meditation, Affirmation und Visualisierungen. Falls dies nicht der Fall ist, möchte ich sie dir jetzt etwas näherbringen.

Affirmationen unterstützen dich dabei, deinen Tag glücklich, zufrieden und mit einem guten Gefühl zu durchleben. Unsere Gedanken bestimmen, wie wir uns fühlen und welche Erfahrungen wir anziehen. Indem wir stärkende Gedanken wählen, die uns ein gutes Gefühl geben, richten wir unseren Geist auf positive Möglichkeiten und Erfahrungen aus.

Ich habe für deine ersten Schwangerschaftswochen Affirmationen kreiert, die dich stärken, dir Halt geben und dich entspannen.

Spüre jetzt in dich hinein: Möchtest du lieber sitzen oder liegen? Erlaube dir das zu tun, was sich angenehm für dich anfühlt. Erlaube dir loszulassen. Atme tief und bewusst.

Lass die folgenden Affirmationen einfach auf dein Unterbewusstsein wirken. Sprich sie ein- oder mehrmals laut oder in Gedanken nach.

Affirmationen für das erste Trimester:

Ich mache mir bewusst, dass in mir das größte Wunder dieses Lebens geschieht.

Ich vertraue bedingungslos und lasse los.

Ich nehme meine Ängste an.

Ich entscheide mich heute für liebevolle Gedanken.

Ich sage Ja zu allem, was das Leben für mich bereithält.

Ich befinde mich auf einer wundervollen Reise hin zu mir selbst.

Ich lasse ganz bewusst die Sorgen im Innen und Außen los und entscheide mich, dem Leben zu vertrauen.

DAS ZWEITE TRIMESTER DEINER SCHWANGERSCHAFT

Endlich! Dein Körper und dein Hormonhaushalt haben sich langsam, aber sicher eingegroovt und sich daran gewöhnt, dass nun ein kleiner Mensch produziert wird. Und das können die meisten Frauen spüren und genießen: Viele der Beschwerden aus dem ersten Trimester verschwinden. Stattdessen empfindest du dein Leben wie einen kleinen Frühling. Deine Energie kehrt zurück, du hast wieder Lust, etwas zu unternehmen und vielleicht schon erste Vorbereitungen für das kleine neue Wesen in eurem Haushalt zu treffen.

Dein Baby macht unterdessen riesige Fortschritte. Abgesehen davon, dass es von Tag zu Tag wächst und somit deinen Bauch immer mehr zum Vorschein bringt, entwickelt es beispielsweise Schlaf- und Wachphasen. Es lernt, Fruchtwasser zu schlucken und mit etwas Glück erwischst du es während des Ultraschalls beim Daumennuckeln. So niedlich!

Je nach Lage deiner Plazenta kannst du um die 20. Schwangerschaftswoche herum die ersten, ganz sanften Tritte und Stupse deines Babys wahrnehmen. Sie fühlen sich zunächst wie kleine Flügelschläge eines Schmetterlings an und sind nicht ganz einfach von den normalen Bewegungen im Magen-Darm-Bereich zu unterscheiden. Bald wirst du dir aber ganz sicher sein, dass dir dein Kleines von innen Hallo sagt. Und schon wenig später kann auch dein Partner bzw. deine Partnerin über die Hand auf deinem Bauch ersten Kontakt aufnehmen.

Auch wenn sich das zweite Trimester tendenziell warm und sonnig anfühlt, sind Gewitterwolken oder Regenphasen ganz normal. Typische Gefühle ab der 20. Schwangerschaftswoche sind: Freude, Glück, Reizbarkeit, leichte Unruhe und Dünnhäutigkeit.

Vielleicht kümmerst du dich aktuell um viele organisatorische Dinge, die dir Sorgen bereiten können: Du beschäftigst dich mit dem Thema Elternzeit und Elterngeld. Eventuell wird eure Wohnung bald schon zu klein für euch sein und ihr müsst euch um ein neues Zuhause bemühen.

Die Wahl des Geburtsortes ist auch nicht leicht zu treffen. Für viele Frauen ist klar, dass sie ihr Baby im Krankenhaus, eventuell mit anliegender Kinderstation, bekommen möchten. Andere schwören auf alternative Behandlungsmethoden und wählen ein Krankenhaus, das diese als Schwerpunkt hat bzw. alternativ ausgerichtet ist.

Wenn deine Schwangerschaft bislang komplikationslos verlief und du keine Vorerkrankungen hast, können auch ein Geburtshaus oder eine Hausgeburt in Frage kommen. Die Frage ist immer, wo du dich am sichersten und am besten aufgehoben fühlst. Sei ehrlich zu dir und vertraue deiner Intuition.

Und ganz bestimmt werden dich auch Ängste im zweiten Trimester regelmäßig begleiten. Insbesondere die Zeit, bis ich Yoko das erste Mal deutlich spüren konnte, war für mich oft von Unsicherheiten geprägt. Sein kleines Herzchen beim Ultraschall schlagen zu sehen, war jedes Mal eine riesige Erleichterung. Ziehen im Bauch, leichte Blutungen und Co. können dich immer wieder fürchten und deine Gedanken zum Kreisen bringen lassen. Kein Anruf oder keine Nachfrage bei deiner Hebamme, deinem Arzt oder deiner Ärztin sind unnötig oder zu viel. Hab keine Scheu, deine Sorgen zu äußern und dich im Zweifel untersuchen zu lassen.

Vielleicht kommen jetzt auch alte Erinnerungen an deine eigene Kindheit hoch und die Frage, wie du als Mama sein möchtest? Oder wie wohl dein eigenes Kind sein wird? Das sind wertvolle Gedanken – lass sie unbedingt zu.

Ich lege dir ans Herz, dich zu bewegen und Sport zu treiben, der dir Spaß macht. Du solltest dies aber unbedingt von deiner Hebamme, deinem Frauenarzt oder deiner Frauenärztin abklären lassen.

Affirmationen für das zweite Trimester:

Ich mache mir bewusst, dass in mir das größte Wunder dieses Lebens geschieht.

Ich vertraue bedingungslos und lasse los.

Ich bin genau richtig, so wie ich jetzt bin.

Es entwickelt sich gerade nicht nur ein Baby, sondern auch ich mich als Mama.

Ich wähle Worte und Gedanken, die mich stärken und aufbauen.

Ich bin stolz auf mich.

Ich liebe es, mich liebevoll um meinen kostbaren Körper zu kümmern.

Ich nehme die Veränderungen meines Körpers an und sehe, was er jeden Tag leistet.

Voller Zuversicht blicke ich in meine Zukunft.

Vorteile von Bewegung in der Schwangerschaft:

- gesteigertes Wohlbefinden
- besserer Schlaf
- weniger Rückenschmerzen
- weniger Verdauungsprobleme wie Verstopfungen oder Sodbrennen
- geringere Gewichtszunahme
- geringeres Risiko, an Schwangerschaftsdiabetes zu erkranken
- leichterer Einstieg nach der Geburt in die Rückbildung
- mentale und körperliche Stärke für die Geburt

Beim Training solltest allerdings, wie im ersten Trimester, auf bestimmte Dinge achten. Vermeide nach wie vor Sprünge und ruckartige Bewegungen, trinke ausreichend Wasser, beende das Training, sobald dir schwindelig ist, dein Bauch zieht, dein Puls zu hoch geht oder dir einfach die Puste fehlt. Sportarten wie Skifahren, Crossfit, Tennis und Reiten empfehle ich nicht mehr. Außerdem solltest du deine gerade Bauchmuskulatur nicht mehr trainieren. Bitte verzichte auf Übungen wie Crunches, Sit-ups und das Klappmesser. Baue gerne lange Spaziergänge mit Freunden ein, gehe Schwimmen oder fahre Fahrrad. So hältst du auch dein Herz-Kreislauf-System fit.

Selbstverständlich empfehle ich auch in dieser spannenden Zeit, dir Ruhe und Zeit für dich zu gönnen und Meditationen, Affirmationen oder Visualisierungen in deinen Alltag mit einzubauen.

Sie können dir an Tagen, an denen du es brauchst, Zuversicht und Entspannung schenken.

Spüre jetzt in dich hinein: Möchtest du lieber sitzen oder liegen? Erlaube dir das zu tun, was sich angenehm für dich anfühlt. Erlaube dir loszulassen. Atme tief und bewusst.

Lass die folgenden Affirmationen einfach auf dein Unterbewusstsein wirken. Sprich sie ein- oder mehrmals laut oder in Gedanken nach.

DAS DRITTE TRIMESTER DEINER SCHWANGERSCHAFT

Was sich zu Beginn vielleicht noch wie eine halbe Ewigkeit angefühlt hat, neigt sich nun langsam, aber sicher dem Ende zu. Mit Beginn des dritten Trimesters steuerst du auf die Zielgerade deiner Schwangerschaft zu.

Der Organismus deines Babys ist mittlerweile ausgereift, doch es nimmt in den letzten Wochen noch ordentlich an Größe und Gewicht zu. Das wirst du sicherlich spüren. Einerseits hast du vielleicht mehr Appetit als vorher, merkst aber, dass die Kapazitäten deines Magens durch deinen Nachwuchs im Bauch begrenzt sind. Andererseits trägst du nun deutlich mehr Gewicht mit dir herum und gewöhnliche Alltagsbewegungen fühlen sich mehr und mehr schwerfälliger an. Du brauchst öfter Pausen.

Insbesondere zum Ende der Schwangerschaft zeigt dir dein Körper sehr deutlich, wenn es Zeit ist, auf die Stopp-Taste zu drücken. Dein Bauch wird zum Beispiel sehr hart, wenn du dich überanstrengt hast, oder du verspürst einen unangenehmen Druck nach unten. All das ist nicht unbedingt schlimm, erinnert dich aber daran, auf dein Gefühl zu hören und einen Gang herunterzuschalten.

Auf emotionaler Ebene kann sich ein wilder Cocktail aus Vorfreude, Aufregung, Unsicherheiten, Ungeduld, Stimmungsschwankungen, Müdigkeit, Kontrollverlust und Nervosität abspielen.

Vielleicht belegst du während des dritten Trimesters einen Geburtsvorbereitungskurs oder einen Hypnobirthing-Kurs, in dem dir hoffentlich viele offene Fragen, Unsicherheiten und Sorgen genommen werden. Ein solcher Kurs ist außerdem eine schöne Gelegenheit, um andere Schwangere kennenzulernen und sich langsam, aber sicher auf das Mama-Dasein einzustimmen.

Je näher das große Ereignis rückt, desto mehr wirst du dich auch mit der Geburt beschäftigen. Und auch hier sind alle Sorgen und Ängste erlaubt. Du darfst und solltest über alles sprechen. Hierzu ist z. B. deine Hebamme eine wunderbare Ansprechpartnerin.

Ich wünsche mir, dass du deiner Geburt voller Offenheit, Mut, Vorfreude und Zuversicht entgegenblickst und Vertrauen hast, dass dein Körper dieses Wunder intuitiv meistern wird.

Die letzten Wochen vor der Geburt fühlen sich für manche Frauen außerdem stressig an. Für viele Dinge war vorher vielleicht keine Zeit. Der Kauf eines Kinderwagens, einer Wickelkommode und Co. wird auf die Zeit der letzten Wochen verschoben. Ich bin ein großer Fan von To-do-Listen. Sich im Vorfeld die Aufgaben zu visualisieren und grob zu planen, wann was erledigt werden kann, gibt Sicherheit und Entspannung.

Neben all den Erledigungen sollten Me-Time und Ruhe gerade jetzt nicht zu kurz kommen. Auch wenn du bereits größere Kinder hast, probiere nochmal die Gelegenheit zu nutzen, morgens auszuschlafen, früh ins Bett zu gehen und auch tagsüber mal einen Mittagsschlaf zu machen.

Oder vielleicht möchtest du mit deinem Partner bzw. deiner Partnerin einen Wellness-Wochenendtrip machen oder ihr überlegt euch etwas anderes, besonderes für eure vorerst letzte Zeit zu zweit.

Genieße das letzte Trimester in vollen Zügen und versuche stets im Hier und Jetzt zu sein. Stöbere sehr gerne bereits jetzt in den Kapiteln: III., IV. und V. und bereite dich mental auf die Zeit nach der Geburt vor. Du findest dort auch leckere Meal-Prep-Ideen und Rezepte für dein Wochenbett.

Zwischen der 28. und 32. Schwangerschaftswoche fühlen sich viele Frauen noch fit und haben Lust, sich zu bewegen. Wenn dies bei dir der Fall ist, kläre das unbedingt nochmals mit deiner Hebamme, deinem Frauenarzt oder deiner Frauenärztin ab. Wenn du Lust hast, dich zu bewegen, empfehle ich dir Ganzkörperworkouts ohne zusätzliche Gewichte, pränatales Pilates und Yoga, Schwimmen und Stretchingeinheiten, die deinen Körper mobil und flexibel halten. Bitte schenke den Signalen deines Körpers im dritten Trimester noch mehr Beachtung. Wenn sich Übungen oder ein Training nicht gut anfühlen sollten, lasse sie bitte unbedingt aus und gehe lieber spazieren oder lese gemütlich ein Buch auf deiner Couch. Dein Körper signalisiert dir jetzt ganz genau, was zu viel ist und wo seine Grenzen liegen.

Ich habe in den letzten Wochen vor der Geburt mit Yoko jeden Morgen meditiert und unsere Geburt visualisiert. Natürlich ist das nicht für jede Frau etwas und das ist auch vollkommen in Ordnung. Aber mich hat es entspannt und mir das Gefühl gegeben, dass mein Körper genau weiß, was zu tun ist. Ich habe auch für diese magischen letzten Wochen Affirmationen für dich kreiert und ich freue mich, dich dazu einladen zu dürfen.

Die positiv formulierten Botschaften stärken sowohl dein Bewusstsein als auch dein Unterbewusstsein. Sie unterstützen dich dabei, deine Glaubenssätze und dabei deine Gedanken, deine Wahrnehmung und dein Verhalten positiv zu beeinflussen. Sie helfen dir, dich wieder mit deiner inneren Weisheit zu verbinden und gestärkt und voller Selbstvertrauen deinen Tag zu durchleben.

Schenke dir gerne einen kleinen bewussten Moment nur für dich.

Affirmationen für das dritte Trimester:

Ich mache mir bewusst, dass in mir das größte Wunder dieses Lebens geschieht.

Alles, was ich für meine Schwangerschaft, die Geburt und das Leben als Mama brauche, habe ich schon immer in mir.

Meine Wahrnehmung hilft mir dabei zu erkennen, was für mich und mein Baby richtig ist.

Ich schenke mir selbst Mitgefühl und Verständnis.

Ich vertraue mir und meinen Entscheidungen.

Wenn ich ängstlich bin, finde ich den Mut, meinem Herzen zu vertrauen.

Wenn ich an meinem Aussehen zweifle, finde ich Dankbarkeit für meinen Körper und sehe, was er mir jeden Tag ermöglicht.

Ich bin friedlich und ausgeglichen.

Ich habe alles in mir, was ich brauche.

Ich glaube an mich.

Ich bin dankbar für mein Leben.

2

Ernährung in der Schwangerschaft

Das Thema Ernährung stellt dich vielleicht gerade vor eine Herausforderung. Auf der einen Seite flüstert die Stimme der Vernunft, dass es jetzt wichtiger denn je ist, gesund zu essen. Schließlich braucht dein Körper die Nährstoffe nicht nur für sich, sondern auch für das Baby, das in deinem Bauch wächst.

Auf der anderen Seite macht dir, insbesondere im ersten Trimester, vielleicht die tägliche Übelkeit das Leben schwer. Schon beim Gedanken an Brokkoli, Kichererbsen und Co. könntest du geradeaus zur Toilette rennen. Essen? Undenkbar.

Im weiteren Verlauf deiner Schwangerschaft, wenn du dich hoffentlich wieder wohler fühlst, können bisher nicht gekannte Gelüste gute Vorsätze zum ausgewogenen Essen erschweren. Manche Frauen haben ständig Heißhunger auf Süßes. Andere, die sich vorher jahrelang vegetarisch ernährt haben, bekommen plötzlich riesengroßen Appetit auf Gyros.

Auf den folgenden Seiten möchte ich dir einerseits Hintergrundwissen mit auf den Weg geben. Du erfährst, welche Nährstoffe für dich und dein heranwachsendes Baby nun besonders wichtig sind, über welche Lebensmittel du sie spielend in deinen Alltag einbauen kannst und ob es fahrlässig ist, sich während der Schwangerschaft vegetarisch oder sogar vegan zu ernähren. Du lernst mehr über die Ernährung in den jeweiligen Trimestern, bekommst nützliche Tipps mit an die Hand und vieles mehr. Außerdem gibt es ein kleines „What I ate in a day" aus meiner Schwangerschaft zur Inspiration.

Ich wünsche mir, dass du das Thema Ernährung auch in der Schwangerschaft mit Leichtigkeit und viel Genuss erleben kannst. Denn auch wenn vieles auf den ersten Blick theoretisch und kompliziert erscheint: das ist es eigentlich gar nicht. Ein gesunder Körper verfügt über genug Ressourcen, um auch Phasen mit weniger nährstoffreichem Essen – zum Beispiel, wenn du dich zu Beginn super unwohl fühlst – gut zu überbrücken.

Ich hoffe, dass dir meine Rezepte Spaß am gesunden Essen bereiten und du merken wirst, wie wunderbar wohl und genährt du dich nach einer bunten Bowl mit viel frischem Gemüse fühlst. Oder wie befriedigend eine Dattel mit Nussmus bei Appetit auf Süßes sein kann. Es muss nicht immer Vollmilch-Schokolade oder Fruchtgummi sein.

Und wie so oft: Am Ende des Tages kommt es auf die Balance an. Es spricht also absolut nichts dagegen, am Wochenende mal ein Croissant mit Schoko-Creme zu essen, wenn es am gewöhnlichen Morgen Porridge mit frischem Obst bei dir gibt. Und auch das Stück Kuchen beim Kaffee-Date mit deiner Freundin darfst du guten Gewissens genießen.

Neulich las ich einen mit Augenzwinkern geschriebenen Artikel über das neue Vitamin G. G steht für Genuss, und ich stimme zu: Das ist genauso wichtig wie alle anderen Nährstoffe auch. Also, ich wünsche dir viel Spaß beim Lesen, Lernen und Dich-inspirieren-Lassen.

> **Supplementierst du bereits Folsäure? Das B-Vitamin ist besonders in der ersten Phase einer Schwangerschaft sehr wichtig und sollte bestenfalls schon während der Kinderwunschzeit eingenommen werden. Du solltest täglich 400 µg als Nahrungsergänzungsmittel zu dir nehmen.**

LEBENSMITTEL WÄHREND DER SCHWANGERSCHAFT: DOS AND DON'TS

Eigentlich kann deine Ernährung während der Schwangerschaft wie nebenherlaufen. Wenn du deinen Speiseplan bunt und abwechslungsreich gestaltest und durch ein paar wenige Supplemente ergänzt, bekommen du und dein Baby alle Nährstoffe, die ihr benötigt.

Dennoch gibt es ein paar Lebensmittel, auf die du während der Zeit bis zur Geburt und teilweise auch während der Stillzeit dringend verzichten solltest.

WÄHREND DEINER SCHWANGERSCHAFT / GGF. STILLZEIT TABU	STATTDESSEN LIEBER DAS
Alkohol, Nikotin und Drogen sind selbstverständlich während der Schwangerschaft (und Stillzeit) tabu.	Leckere alkoholfreie Drinks gibt es mittlerweile immer mehr. Statt nur am Wasser zu nippen, kannst du tolle Cocktails und Co. mit z. B. alkoholfreiem Gin oder Aperol bestellen. Achtung: Alkoholfreies Bier enthält oft trotzdem geringe Mengen Alkohol. Schau daher genau auf das Etikett und achte auf die Angabe 0,0 %. Auch Kombucha (vor allem selbstgemacht) kann Alkohol enthalten.
rohes oder nicht durchgegartes Fleisch, Fisch und Eier	Entweder die durchgegarte Variante zubereiten/bestellen oder öfter zur Veggie-Alternative greifen. Bei Sushi kannst du dich gerne durch Varianten mit Avocado, Rettich und Co. – also ohne Fisch – probieren.
Innereien	Filet, Steak etc. oder direkt vegetarisch essen.
Rohmilchkäse (z. B. Camembert, Gorgonzola)	Käse aus pasteurisierter Milch (z. B. Gouda, Mozzarella, Frischkäse)
Energydrinks und zu viel Kaffee (maximal 200 mg/Tag, das entspricht etwa 3 Tassen Filterkaffee)	Statt Kaffee am Morgen oder Nachmittag kannst du grünen Tee probieren. Der macht auch wach, enthält aber weniger Koffein. Übrigens, Matcha-Tee hingegen enthält sogar mehr Koffein als Kaffee. Für echte Kaffee-Junkies: Decaf-Sorten schmecken oft fast genauso gut wie der „richtige". Du kannst auch beide Sorten 1:1 mischen.
Gemüse, Salat und Obst solltest du immer gut waschen. Verzichte sicherheitshalber auf vorgeschnittene, abgepackte Salate und Salatbuffets.	Gemüse schonend garen. Auch Salate kannst du super mit gebackenem oder gedünstetem Gemüse zubereiten. Obst, wie z. B. Äpfel, im Zweifel schälen.
Was viele nicht wissen: Auch Lakritz ist kritisch – gönn es dir lieber erst, wenn dein Baby geboren ist.	Weingummi oder noch besser: einfach frisches oder getrocknetes Obst beim Appetit auf Süßes snacken.

Quelle: Deutsche Gesellschaft für Ernährung

Deine Ernährung im 1. Trimester

Dir ist ständig flau im Magen, beim Gedanken an bestimmte Lebensmittel wird dir augenblicklich schlecht und intensive Gerüche kannst du nur schwer ertragen? Willkommen im ersten Trimester. Zumindest, wenn es dir wie rund 50–90 % aller Schwangeren geht.

Obwohl man rein äußerlich in den ersten Wochen kaum erkennen kann, dass ein Baby in dir wächst, kann es gut sein, dass die erste große Freude im Nu verpufft. Übelkeit, bleierne Müdigkeit und Energielosigkeit katapultieren viele Frauen schnell von der rosaroten Wolke ins echte Leben zurück. Im Job und oft auch unter Freunden, der Familie und Bekannten wartet man bis zum Ende der ersten 12 kritischen Wochen, bevor die Botschaft über den anstehenden Nachwuchs verkündet wird. Einerseits nachvollziehbar, wenn man Sorgen hat, dass die Schwangerschaft nicht bestehen bleibt. Andererseits können die werdenden Mamas Hilfe, Unterstützung und Verständnis gerade in dieser Zeit besonders gut gebrauchen.

Egal, für welche Variante du dich entscheidest: die Schwangerschaft direkt offen kommunizieren oder lieber erst mal abwarten – versuche schon im ersten Trimester auf deine Bedürfnisse zu achten.

Auf den folgenden Seiten erfährst du, worauf du bei deiner Ernährung im ersten Trimester achten solltest. Wenn es dir wirklich schlecht geht und du froh bist, überhaupt etwas im Bauch zu behalten, darfst du diesen Teil gerne überspringen. Ich weiß, wie mental herausfordernd die ersten Wochen sein können. Ein Wechselbad aus Vorfreude, Aufregung, Erschöpfung und Sorgen. Jede Frau nimmt das anders wahr. Manche haben das Glück, dass sie kaum Beschwerden haben und die sensible Phase zu Beginn auch psychisch wunderbar wegstecken.

Egal, zu welchem Team du gehörst: Gib auf dich Acht, höre auf deinen Körper und tue das, was gut machbar ist. Wenn du durch bisher ausgewogenes Essen eine stabile Basis gelegt hast, sind ein paar Wochen mit weniger nährstoffreichen Mahlzeiten gar kein Problem. Sprich im Zweifel gerne mit deinem Arzt oder deiner Ärztin, ob du durch Nahrungsergänzungsmittel unterstützen solltest.

Das erste Trimester deiner Schwangerschaft erfordert noch keinen nennenswert erhöhten Bedarf an Makro- und Mikronährstoffen, die über die Nahrung aufgenommen werden sollten. Du darfst dich also weiter bunt, abwechslungsreich und gesund ernähren. Was das konkret bedeutet, findest du in den **10 goldenen Tipps** für eine gelungene Ernährung im Alltag:

1. Baue in jede Mahlzeit möglichst saisonales und regionales Gemüse und Obst ein. Aufgrund des Fruchtzuckers solltest du Ersteres bevorzugen. Die Deutsche Gesellschaft für Ernährung (DGE) empfiehlt täglich drei Portionen Gemüse und zwei Portionen Obst.
2. Kohlenhydrate sind nicht, wie oft verbreitet, schlecht. Im Gegenteil. Kohlenhydrate in Form von Vollkornprodukten, wie z. B. Vollkornbrot, -nudeln, oder -reis, liefern wichtige Ballaststoffe, Vitamine und Mineralstoffe. Außerdem halten sie dich lange satt. Falls du Gluten nicht oder nur schlecht verträgst, kannst du Pseudogetreide wie Quinoa oder Hirse als Kohlenhydrat-Quelle nutzen.
3. Möglichst jede Mahlzeit sollte eine Proteinquelle enthalten. Das kann z. B. (Soja-)Quark zum Porridge am Morgen sein oder Linsen(-pasta) in einer Bowl. Dennoch werden Proteine, insbesondere in der Fitness-Szene, oft überbewertet. Wenn du nicht außerordentlich viel Sport treibst und damit bestimmte Ziele verfolgst, kannst du deinen Proteinbedarf spielend über eine ausgewogene Ernährung decken. Proteinpulver und speziell mit Protein angereicherte Lebensmittel sind nicht nötig. Besser: Auf natürliche Proteinquellen wie Hülsenfrüchte und Co. setzen.
4. Fett macht nicht fett, sondern ist insbesondere für uns Frauen und unser Hormonsystem sehr wichtig. Die „richtigen" Fette kannst und solltest du in jede Mahlzeit integrieren. Darunter fallen z. B. hochwertige kaltgepresste Öle (Olivenöl, Rapsöl etc.), Avocado, Nüsse und Nussbutter, Samen und Kerne. Frittiertes Essen hingegen sollte eine Ausnahme bleiben.
5. Falls du Fleisch und/oder Fisch isst, greife zu guter (Bio-)Qualität. Ein- bis zweimal pro Woche fettreicher Seefisch und maximal zweimal pro Woche eine Portion Fleisch sind völlig ausreichend. Der Rest deiner Mahlzeiten darf gerne vegetarisch oder vegan sein.

6. Gehe mit Salz und Zucker sparsam um. Herzhafte Speisen kannst du durch Gewürze und Kräuter wunderbar abschmecken und dadurch die Salzmenge reduzieren. Auch das Bedürfnis nach Süße kann man trainieren. Wenn du eine Zeit lang bewusst darauf achtest, weniger Zucker zu konsumieren, wird sich dein Geschmack anpassen und du die starke Süße gar nicht mehr benötigen. Außerdem kannst du statt raffiniertem Zucker zu alternativen Süßungsmitteln wie Datteln oder reifen Bananen greifen.

7. Über den Tag verteilt solltest du mindestens 1,5 Liter Wasser trinken. An warmen Tagen oder wenn du Sport treibst, sollte es mehr sein. Softdrinks enthalten viel Zucker und somit leere Kalorien. Sie sollten eine Ausnahme sein. Falls du dennoch Lust auf Geschmack hast, wähle lieber stark verdünnte Fruchtschorlen oder mach dir dein eigenes *Infused Water* aus z. B. Wasser mit Zitronenscheiben und frischer Minze.

8. Bereite deine Mahlzeiten Nährstoff-schonend zu, indem du Gemüse beispielsweise bissfest dünstest, anstatt es in viel Wasser zu zerkochen. Falls du Rohkost gut verträgst, darfst du Möhren, Kohlrabi und Co. auch gerne ungegart snacken.

9. Iss abwechslungsreich! Je bunter und vielfältiger deine Mahlzeiten sind, desto mehr Nährstoffe deckst du damit ab. Sich bei Gemüse und Obst an den Saisonkalender zu halten, ist eine tolle Möglichkeit, Vielfalt in den Alltag zu bringen.

10. Genieße deine Mahlzeiten und versuche achtsam zu essen. Essen sollte etwas Schönes sein und Spaß machen. Nur dann kann dich eine Mahlzeit auf allen Ebenen gut nähren. Versuche mehr auf deine Intuition, statt auf deinen Kopf zu hören. Denn eigentlich weiß unser Körper ganz genau, was er gerade braucht.

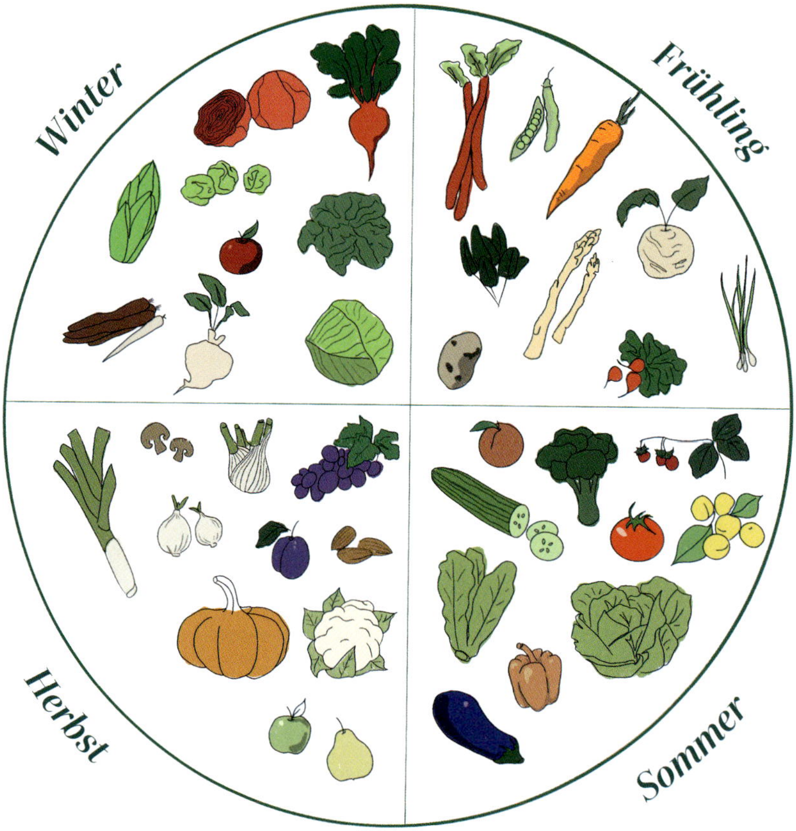

TIPPS GEGEN ÜBELKEIT

Was sich die Natur wohl dabei gedacht hat, dass so vielen Frauen in den ersten Wochen der Schwangerschaft übel ist? Wissenschaftlich ist das noch nicht abschließend geklärt. Eine der Ursachen soll die schnelle Hormonumstellung in dieser Zeit sein.

Eine vollkommene Linderung gelingt in der Regel nicht, aber es gibt ein paar Tipps und Hausmittel, mit denen du dein Unwohlsein abmildern kannst. Versuche dir in erster Linie, wann immer es geht, Pausen zu gönnen und dir Zeit zum Ausruhen zu nehmen. Hoffentlich helfen dir darüber hinaus folgende Tricks:

- Auch wenn dir eigentlich überhaupt nicht nach Essen zumute ist: Oft hilft ein kleiner Snack recht gut gegen

Übelkeit. Statt drei großer Mahlzeiten kannst du häufiger zu kleinen Portionen greifen und dadurch lange Essenspausen vermeiden.

- Vielen Frauen ist direkt morgens nach dem Aufwachen schlecht. Ein Snack neben dem Bett, wie z. B. Cracker, ein paar Nüsse oder ein Energyball, kann helfen und das anschließende Aufstehen erleichtern.
- Höre auf deinen Körper. Es ist ganz normal, dass du einstige Lieblings-Lebensmittel aktuell nicht sehen kannst und stattdessen mehr Appetit auf für die eher ungewöhnlichen Dinge hast. Folge deinem Bauchgefühl. Es ist völlig in Ordnung, wenn du jetzt lieber Weißbrot und trockene Nudeln isst, anstatt gar nichts herunterzubekommen.
- Stark gewürzte oder intensiv riechende Speisen sind für viele Neu-Schwangere ein rotes Tuch. Koche daher lieber *basic*.
- Einige Schwangere schwören auf Ingwer. In Form von Tee, im Essen oder als Tropfen aus der Apotheke kann die scharfe Knolle Übelkeit lindern. Im letzten Trimester solltest du vorsichtshalber sparsam mit Ingwer umgehen, da die Inhaltsstoffe wehenfördernd wirken können.
- Ausreichend Flüssigkeit hält deinen Kreislauf stabil. Kräutertee und lauwarmes Wasser können wohltuend sein. Mir persönlich war eher nach eiskalten Getränken und hier und da mal Fruchtschorle. Auch das ist völlig okay.
- Durch das Hormon Östrogen ist der Geruchssinn von Schwangeren sehr sensibel. Vermeide daher, wo es geht, starke Düfte wie Parfum oder Bratgerüche.
- Sanfte Bewegung, wie ein Spaziergang an der frischen Luft, lenkt ab und tut meistens gut, auch wenn dir vielleicht gar nicht danach ist.
- Fühlst du dich durch die Übelkeit stark beeinträchtigt und/oder musst dich häufig übergeben, sprich unbedingt mit deinem Gynäkologen oder deiner Gynäkologin. In der Apotheke kannst du Medikamente bekommen, die dich in dieser Phase unterstützen.

Kleine, perfekte Snacks gegen Übelkeit:

SAATEN-CRACKER

Zutaten

100 g Dinkelmehl
40 g Haferflocken
200 ml Wasser
80 g Lein- oder Chiasamen
40 g Kürbiskerne
40 g Sonnenblumenkerne
½ TL Salz
Gewürze nach Belieben

Zubereitung

Den Backofen auf 180 °C vorheizen.
Alle Zutaten gut miteinander vermischen und ca. 15 Minuten quellen lassen. Masse dünn auf ein mit Backpapier ausgelegtes Backblech streichen und ca. 10 Minuten backen.
Blech aus dem Ofen nehmen, Teig (sollte mittlerweile fester, aber noch gut zu schneiden sein)
in kleine Rechtecke schneiden. Nochmals 5–10 Minuten backen, bis die Cracker leicht braun sind. Herausnehmen, gut auskühlen lassen und zur Aufbewahrung luftdicht verpacken.

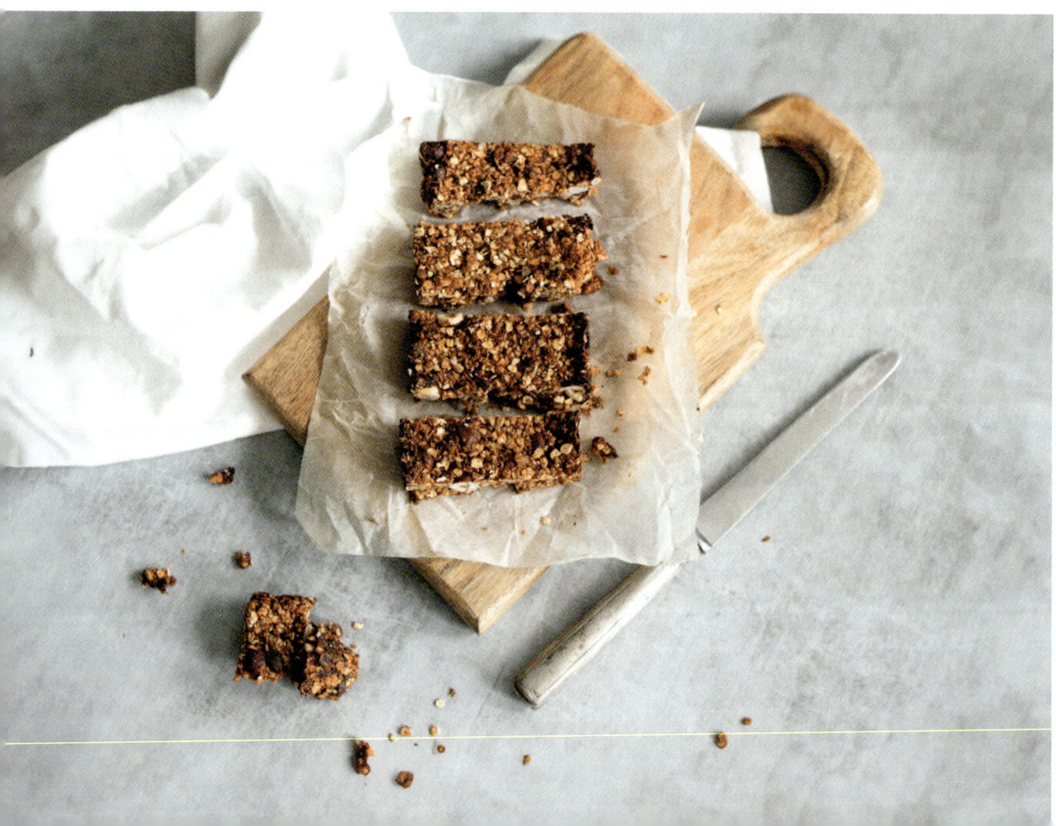

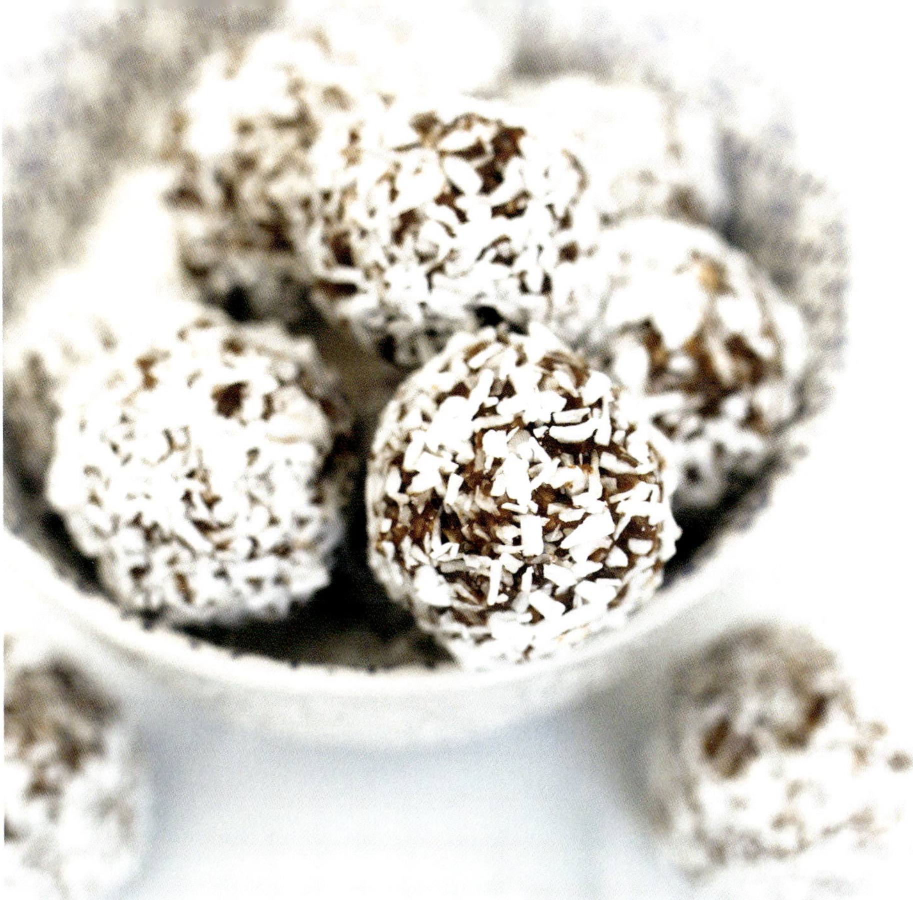

BOUNTY ENERGY BALLS

Zutaten

200 g Cashewnüsse
200 g Datteln
10 Aprikosen
10 EL Kokosraspeln
1 EL Kokosöl
Optional: Zartbitterglasur und Kokos-Chips

Zubereitung

Als Erstes die Nüsse im Mixer zerkleinern. Anschließend alle weiteren Zutaten dazugeben und zu einer klebrigen Masse mixen. Falls nötig, ein bisschen stilles Wasser dazugeben. Jetzt kannst du aus der Masse deine Balls formen und nebenbei die Zartbitterglasur schmelzen. Die Balls in Kokosraspeln wälzen oder mit der Glasur übergießen und mit Kokosraspeln oder -Chips garnieren. Die fertigen Bounty Balls für 30 Minuten in den Kühlschrank legen. Im Kühlschrank halten sie sich nun 5–7 Tage.

HERZHAFTE SNACK-NÜSSE

Zutaten

200 g gemischte Nüsse
1 EL Sojasoße
nach Belieben etwas flüssiges Raucharoma
1 TL Agavendicksaft
1 TL Paprikapulver

Zubereitung

Nüsse in eine beschichtete Pfanne geben und bei schwacher Hitze ohne Fett anrösten. Sojasoße, ggf. Flüssigrauch, Agavendicksaft und Paprikapulver mischen. Mix über die Nüsse gießen und alles verrühren, bis die Flüssigkeit verdampft ist. Nüsse auf einem Teller vollständig auskühlen lassen und luftdicht verschließen.

Die würzigen Nüsse sind ein u. a. Vitamin-B6- und eisenreicher Snack für zwischendurch. Sie schmecken auch super als Topping auf Suppen oder Salaten.

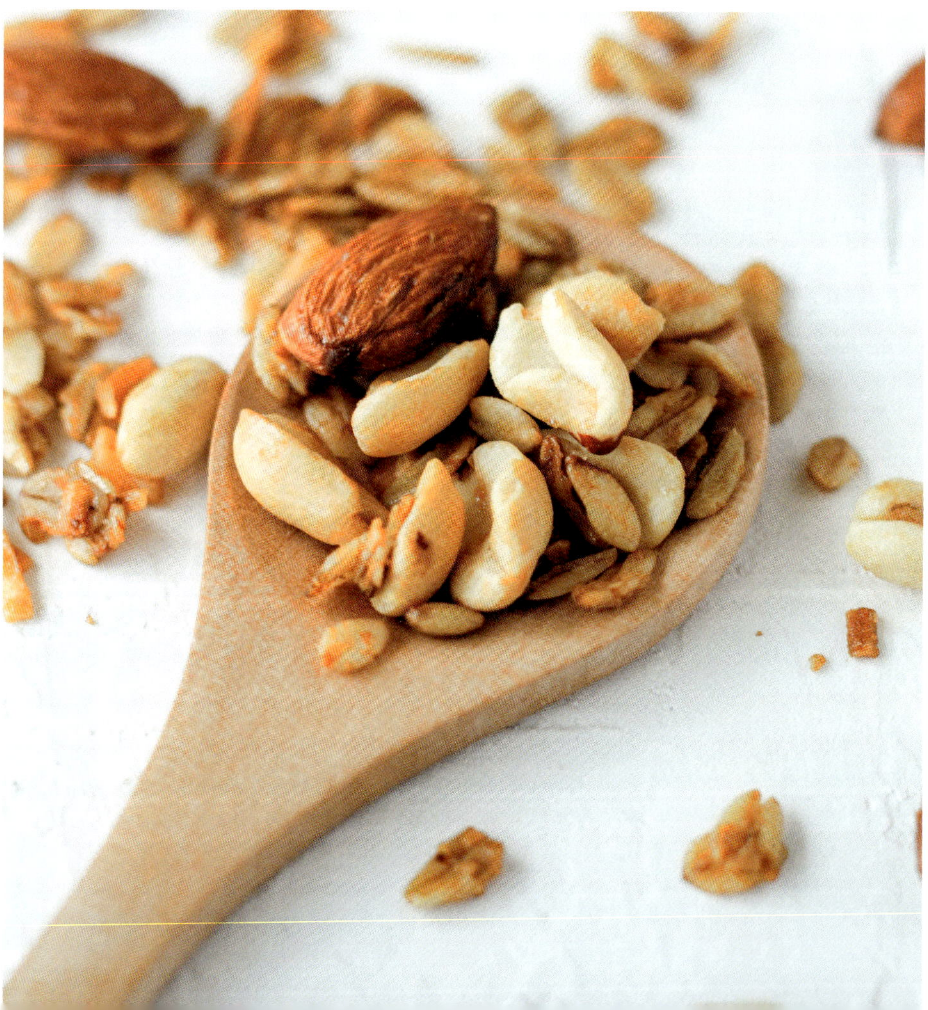

Deine Ernährung im 2. Trimester

Das zweite Drittel empfinden die meisten Schwangeren als das angenehmste. Oft verschwindet die Übelkeit rund um die 12. Woche wieder. Dafür kehrt die Energie zurück und ganz automatisch wird auch deine Stimmung besser. Dein Babybauch wächst langsam von Woche zu Woche, ist aber noch nicht so groß, dass er dich im Alltag behindert. Ich hoffe, du kannst die Vorfreude nun richtig genießen und dich und deinen Körper mit Liebe behandeln.

Eine wichtige Säule für das Wohlbefinden ist unsere Ernährung. Ich fand den Gedanken in meiner Schwangerschaft sehr motivierend, dass ich nun nicht nur für mich, sondern auch für mein kleines heranwachsendes Baby esse. Gesund zu kochen, Neues auszuprobieren und uns beiden Gutes zu tun, machte mir noch einen Tick mehr Spaß als zuvor.

Da der Energiebedarf im zweiten Trimester nur geringfügig ansteigt, du aber eine Reihe von Nährstoffen in größeren Mengen benötigst, spielt die Qualität deiner Ernährung nun eine besonders wichtige Rolle. Im Folgenden kannst du nachlesen, von welchen Makro- und Mikronährstoffen du mehr zu dir nehmen solltest.

Keine Sorge, falls dir die Theorie auf den ersten Blick sehr kompliziert erscheint. Im Alltag ist es nicht nötig, jedes Salatblatt auf die Waage zu legen und genau Buch zu führen. Mit einer bunten, abwechslungsreichen, frischen Ernährung kannst du es ganz leicht schaffen, die erhöhten Bedarfe zu decken. Ich sage dir, mit welchen Lebensmitteln du welche Vitamine und Mineralstoffe aufnehmen kannst. So wird die Umsetzung im Alltag keine große Herausforderung.

Falls du dich vegetarisch oder vegan ernährst oder dir Gedanken machst, ob deine bisherige Ernährung eine gute Basis für deine Schwangerschaft war, kannst du deine Blutwerte zu Beginn auch gerne bei deinem Arzt bzw. deiner Ärztin überprüfen lassen.

Die folgenden Werte gelten für Frauen mit Normalgewicht vor der Schwangerschaft.

- Im zweiten Trimester benötigst du 250 **kcal** mehr pro Tag. Das entspricht etwa 3 Esslöffeln Haferflocken mit Milch oder einer Scheibe Vollkornbrot mit Käse.
- Statt 0,8 g/kg Körpergewicht solltest du nun 0,9 g/kg Körpergewicht **Protein** zu dir nehmen. Dein Körper braucht das zusätzliche Eiweiß für den Aufbau vom Körpergewebe des Babys und für das Wachstum der Plazenta.

- Die **Omega-3-Fettsäure DHA** ist für die Entwicklung von Gehirn und Netzhaut wichtig. Schwangere sollten daher täglich mind. 200 mg DHA aufnehmen.
- Ab dem 4. Monat brauchst du 38 % mehr **Vitamin A** für die Entwicklung von Zellen und Gewebe sowie für die Lungenreifung deines Babys. Vitamin A kommt nur in tierischen Produkten vor. Pflanzliche Lebensmittel enthalten jedoch ß-Carotin, eine Vorstufe von Vitamin A, die unser Körper umwandeln kann. Achtung: Bei übermäßigem Verzehr von Leber oder Nahrungsergänzungsmitteln kann Vitamin A zu Missbildungen führen. Gut zu wissen: Die Vorstufe ß-Carotin kann nicht überdosiert werden, da der Körper nur so viel umwandelt, wie benötigt wird.
- Das B-Vitamin **Folat (Folsäure)** ist für Schwangere sehr bedeutsam. Ein Mangel kann zu Neuralrohrdefekten führen. Das Neuralrohr (Vorstufe des zentralen Nervensystems beim Embryo) schließt sich zwischen dem 22. und 28. Tag der Schwangerschaft. Daher sollte vor allem vor und zu Beginn der Schwangerschaft auf eine ausreichende Zufuhr geachtet werden. Die Deutsche Gesellschaft für Ernährung empfiehlt allen Frauen, die schwanger werden können, wollen oder es schon sind, täglich 400 µg zu supplementieren. Auch wenn Folsäure nach der 12. Woche keinen Effekt mehr auf das Neuralrohr hat, solltest du es trotzdem weiter einnehmen, um wichtige Prozesse im Körper deines heranwachsenden Babys zu unterstützen.
- **Vitamin B2** ist an der Energiegewinnung beteiligt und daher wichtig für die Entwicklung des Fötus. Im 2. Trimester ist der Bedarf um 18 % erhöht.
- Für **Vitamin B6** wird ab dem 4. Monat eine um 58 % erhöhte Zufuhr empfohlen.
- Der Bedarf an **Vitamin B12** ist um 17 % erhöht. Ein Mangel steigert z. B. das Risiko für ein geringes Geburtsgewicht und schwere neurologische Schäden am Kind.
- Die Zufuhrempfehlung für **Eisen** verdoppelt sich von 15 mg auf 30 mg pro Tag. Grund ist z. B. die Blutbildung des Fötus und der Aufbau der Plazenta.
- Da der Mineralstoff **Jod** besonders für die Gehirnentwicklung des Fötus von großer Bedeutung ist, ist die Zufuhrempfehlung um 15 % erhöht.
- Von **Zink** brauchst du nun 43 % mehr.

Quelle: Dr. Markus Keller, Edith Gätjen

So, das war jetzt einiges an Theorie. Um deine täglichen Mahlzeiten nicht zu sehr verkopft werden zu lassen, findest du hier eine Reihe an Lebensmitteln, die besonders reich an den jeweiligen Nährstoffen sind. Es ist völlig ausreichend, diese regelmäßig in deinen Speiseplan einzubauen, um gut versorgt zu sein. Viele Frauen haben während der Schwangerschaft einen Eisenmangel und müssen den Mineralstoff in Form eines Nahrungsergänzungsmittels zu sich nehmen. Die Werte werden aber bei deinem Arzt oder deiner Ärztin überprüft. Da zu viel Eisen gesundheitsschädlich sein kann, solltest du ohne Indikation keine Supplemente zu dir nehmen.

Lebensmittel:

Vitamin A bzw. ß-Carotin: gelbes, oranges, grünes Gemüse und Obst (z. B. gelbe Paprika, Möhren, Brokkoli), Eier, Milch und Milchprodukte.

Gut zu wissen: Vitamin A zählt zu den fettlöslichen Vitaminen und sollte, um optimal aufgenommen zu werden, mit etwas Fett kombiniert gegessen werden.

Vitamin B2: Pilze, Mandeln, Cashews, Brokkoli, Hefeflocken, Bergkäse, Emmentaler, Seelachs.

Vitamin B6: Bananen, Hülsenfrüchte, Avocado, Vollkorngetreide, Nüsse, Ölsaaten, Kohl, Sardinen, Makrelen.

Folat: grünes Blattgemüse, Kohl, Vollkorngetreide, Hülsenfrüchte, Eier, Kartoffeln.

Nice to know: Da Folat u. a. durch Hitze schnell abgebaut wird, kannst du z. B. grünes Blattgemüse ideal roh im Salat oder Smoothie zu dir nehmen.

Eisen: Hirse, Hafer, Roggen, Kürbiskerne, Nüsse, Fleisch.

Nice to know: Durch Kombination mit Vitamin C kannst du die Verfügbarkeit des pflanzlichen Eisens steigern. Kaffee und schwarzer Tee hemmen die Aufnahme. Also unbedingt zwischen der Mahlzeit und des Getränkes eine Stunde Pause lassen.

Jod: Jodsalz, Fisch, Milch, Eier, Käse, Meeresalgen wie Nori.

Zink: Vollkorngetreide, Nüsse, Hülsenfrüchte.

DHA: Lein-, Raps-, Walnuss-, Hanföl, fettreicher Seefisch.

Vitamin B12: Fleisch, Fisch, Meeresfrüchte, Eier, Milchprodukte.

Nährstoffreiche Rezepte:

GREEN POWER SMOOTHIE

1 Glas

Zutaten

½ Handvoll gefrorene Mango
½ Handvoll (gefrorener) Spinat, Blattgemüse
½ Banane
Zitronensaft einer Zitrone
Ingwer nach Belieben
150 ml Orangensaft
150 ml Mandelmilch
1 TL Gerstengras-Pulver

Zubereitung

Alle Zutaten im Mixer vermengen! Reich an Folsäure, Vitamin A, Vitamin C, Eisen, Magnesium, Vitamin B12.

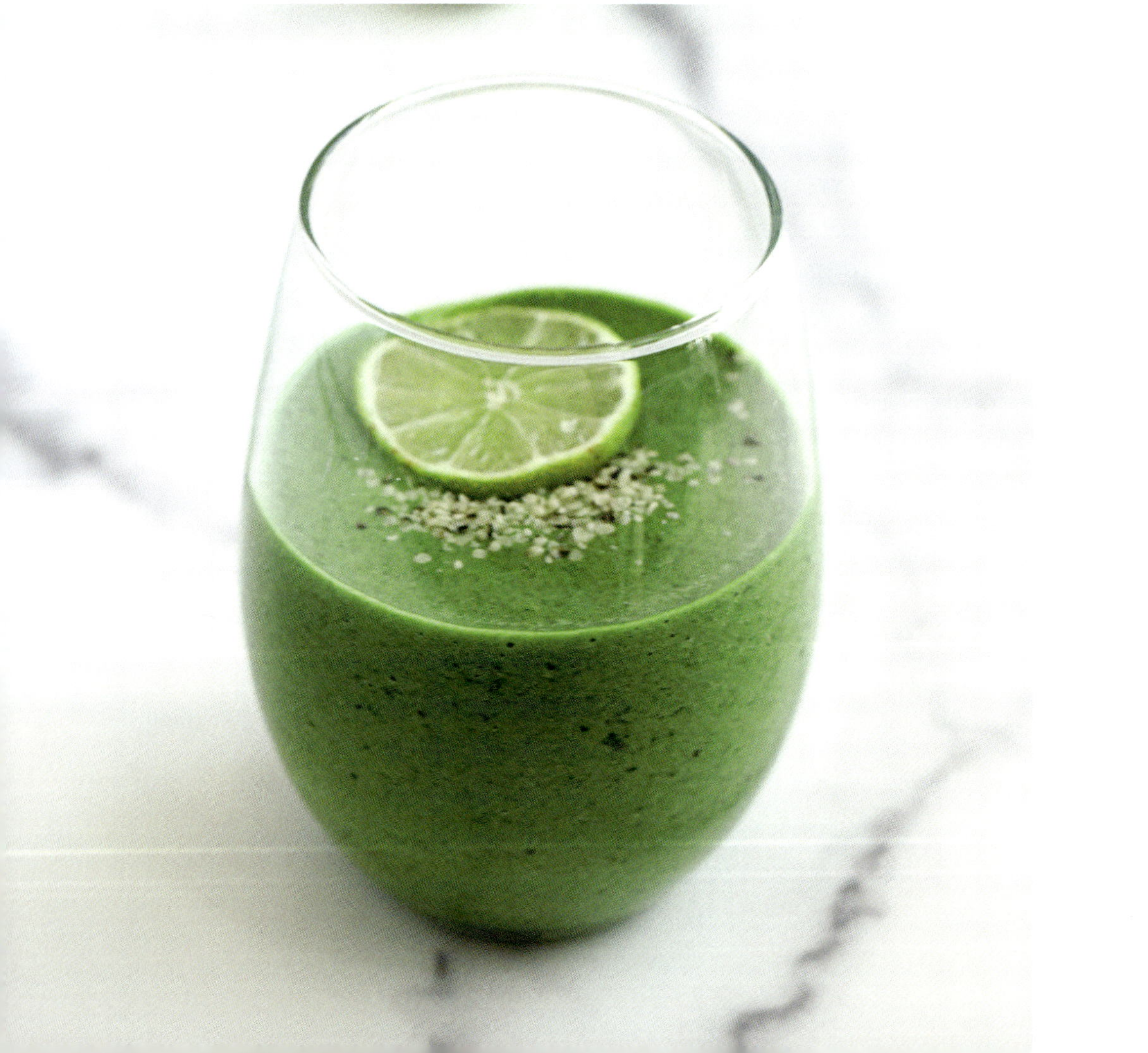

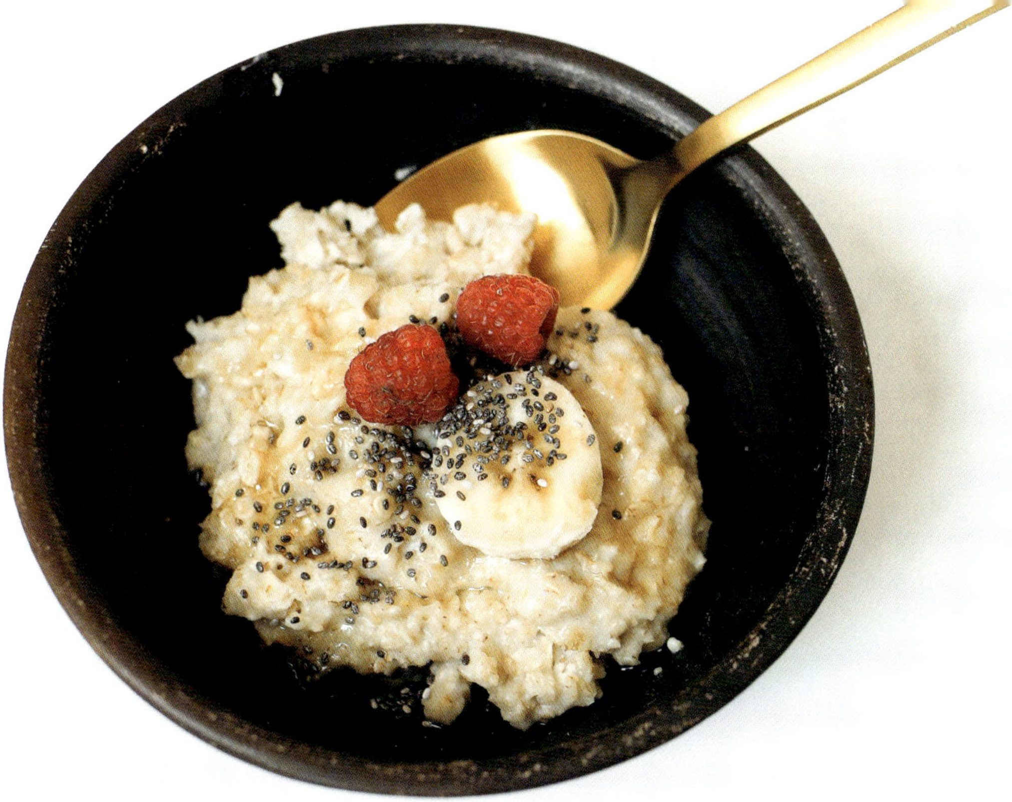

HIRSE-PORRIDGE

1 Portion

Zutaten

80 g Hirse
160 g Wasser
1 Prise Salz
1–2 Datteln
50 ml Sojamilch
1 Banane
1 TL Mandelmus
optional: Hanfsamen

Zubereitung

Hirse und Wasser in einen kleinen Topf geben, Salz zugeben und aufkochen lassen. Bei geschlossenem Deckel ziehen lassen, bis das Wasser aufgesogen ist. Datteln klein hacken. Zusammen mit der Sojamilch zur Hirse geben und bei niedriger Hitze unter Rühren nochmals erwärmen, bis die Sojamilch ebenfalls aufgesogen ist. Banane in Scheiben schneiden. Hirse-Porridge in eine Schale füllen und mit Banane, Mandelmus und ggf. Hanfsamen toppen.
Hirse ist besonders reich an Eisen und Magnesium und somit eine leckere Abwechslung zum Haferflocken-Porridge.

BUNTE QUINOA-BOWL

1 Portion

Zutaten

½ gelbe Paprika
1 Möhre
150 g Blumenkohl
1 EL Olivenöl
60 g Quinoa
100 g Kichererbsen
100 g Rucola
3 EL (Soja-)Joghurt
1 EL Tahin
1 TL Apfelessig
Salz und Pfeffer
1 EL Mandeln

Zubereitung

Den Backofen auf 180 °C vorheizen. Paprika waschen, in Stücke schneiden. Möhre schälen, in Scheiben schneiden. Blumenkohl waschen und in Röschen teilen. Gemüse mit Olivenöl in einer Auflaufform mischen, salzen und ca. 20 Minuten backen. Quinoa nach Packungsanweisung in Salzwasser garen. Kichererbsen abtropfen lassen. Rucola waschen. Für das Dressing Joghurt, Tahin und Apfelessig verrühren. Mit Salz und Pfeffer abschmecken. Ofengemüse, Quinoa, Kichererbsen und Rucola als Bowl anrichten. Dressing darüber träufeln. Mandeln hacken und darüberstreuen.
Reich an Eisen, ß-Carotin und Folsäure.
Du kannst gleich eine größere Menge von Hirse und Ofengemüse zubereiten und die Bowl am nächsten Tag als kalten Salat essen.

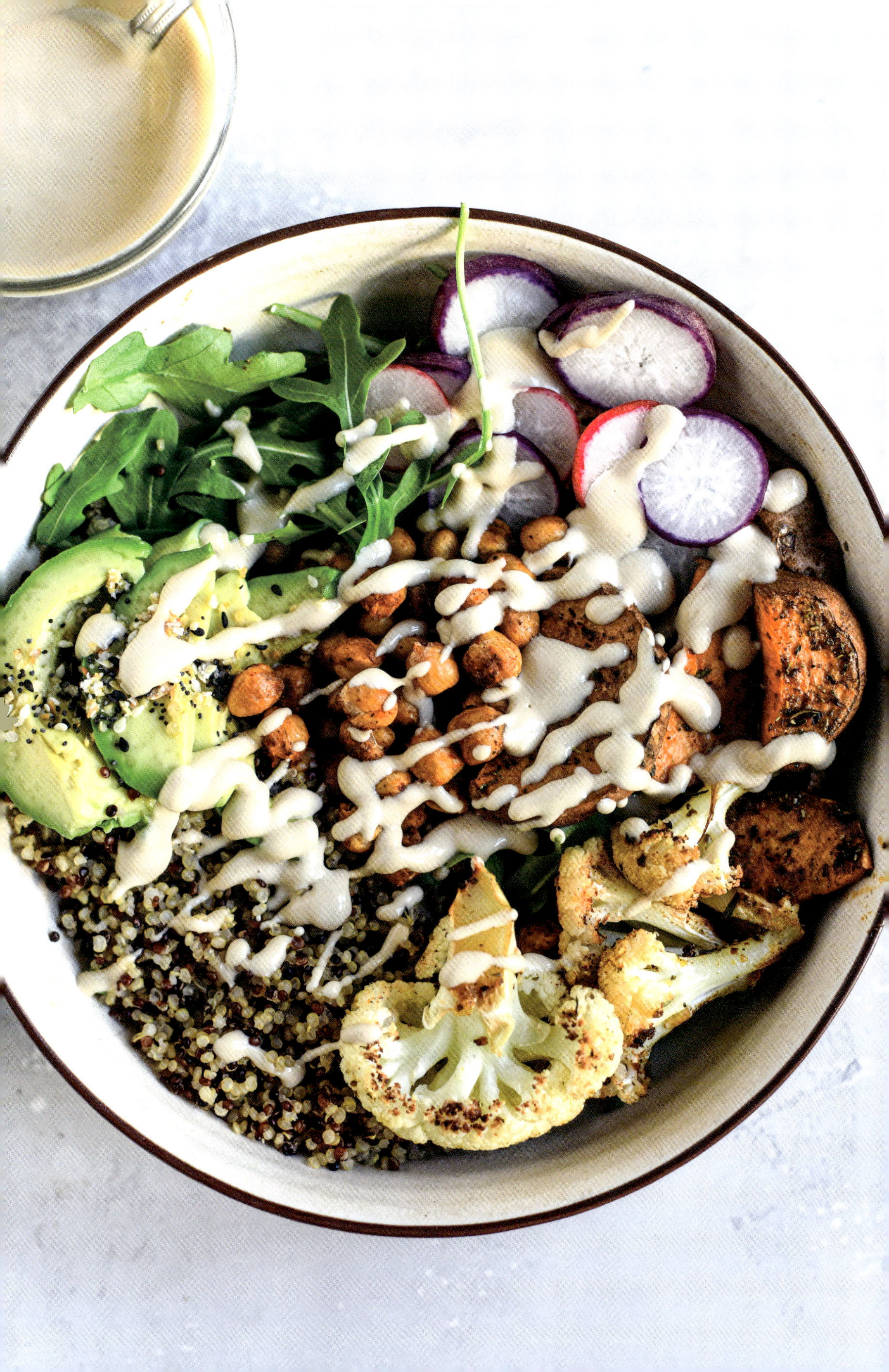

Deine Ernährung im 3. Trimester

Mit der 28. Woche startest du ganz offiziell in den Endspurt deiner Schwangerschaft: Du bist nun im dritten und letzten Trimester. Statt zum Abschluss noch einen Sprint einzulegen, solltest du nun eher auf die Bremse drücken. Die finalen Wochen vor der Geburt dürfen und sollen ganz entspannt verlaufen und im Zeichen von Ruhe und Erholung stehen.

Durch die mitunter kräftigen Stupse und Tritte deines Babys wird es immer realer, dass dieser kleine Mensch bald in deinen Armen liegen wird. Er nimmt zum Abschluss noch mal kräftig an Gewicht und Größe zu, wodurch der Alltag für dich langsam beschwerlich wird. Achte darauf, dich nicht zu überlasten und dir zu viel zuzumuten. Spätestens ein Ziehen im Bauch, unangenehmer Druck nach unten oder ein sehr hart werdender Bauch sind Signale, dass du eine Auszeit auf der Couch oder im Bett einlegen solltest. Bitte höre auf diese wichtigen Signale und gönne dir Ruhe.Für alle Angestellten beginnt sechs Wochen vor Errechnetem Geburtstermin (ET) der offizielle Mutterschutz. Eine wundervolle Zeit, um dir noch einmal ganz bewusst Zeit nur für dich zu nehmen und alles vorzubereiten für die kommenden Wochen und für die Geburt.

Statt in der Kantine, auswärts oder Mitgebrachtes zu essen, kannst du dir jetzt mittags ein frisches, selbstgekochtes Essen genau nach deinen Bedürfnissen gönnen.

Wahrscheinlich wird dein Appetit größer als gewohnt sein – dein Körper benötigt im letzten Trimester rund 500 Kalorien mehr pro Tag. Das ist gar nicht wenig, wird aber dadurch relativiert, dass du dich durch deinen runden Babybauch im Alltag weniger bewegen wirst als sonst.

Im Vergleich zum zweiten Trimester steigt fast nur der Proteinbedarf: 1,0 g/kg Körpergewicht sollten im dritten Trimester idealerweise täglich gegessen werden. Achte demnach verstärkt darauf, dass jede Mahlzeit und jeder Snack eine Proteinquelle enthalten. Zudem steigen die Zufuhrempfehlungen für Vitamin B7 um 27 %.

Da sich dein Baby in deinem Bauch nun richtig breit macht und unter anderem auf deinen Magen drücken kann, sind kleinere, dafür häufigere Mahlzeiten meist angenehmer als drei große Hauptmahlzeiten. Übrigens auch ein wichtiger Tipp, falls du unter Sodbrennen leidest.

Etwa sechs Wochen vor ET starten einige Schwangere eine kleine Ernährungsumstellung: die sogenannte Louwen-Diät. Dabei wird auf Kohlenhydrate aus Zucker und Weißmehl verzichtet, um die Schmerzen unter der Geburt abzumildern. Die Effekte wurden bisher in keiner Studie untersucht. Dennoch lohnt es sich aus vielen anderen Gründen, weniger Zucker zu konsumieren und bei Brot, Pasta und Co. zur Vollkorn-Variante zu greifen. Einen Versuch ist es also definitiv wert.

Ein weiterer Ernährungs-Hack für Schwangere ist der regelmäßige Verzehr von Datteln. Etwa vier Wochen vor ET können täglich sechs Datteln gegessen werden. Einige Studien belegen positive Auswirkungen auf einen natürlichen, selbstständigen Wehenbeginn, auf eine kürzere erste Geburtsphase und eine größere Muttermundweite bei Aufnahme zur Geburt. Außerdem regt der Verzehr von Leinsamen kurz vor der Geburt die Schleimproduktion an und kann die Entbindung beschleunigen.

Falls dir Datteln gut schmecken, warum nicht ausprobieren? Hier ein paar leckere Rezept-Ideen für dich:

Rezepte mit Datteln:

SUPER CREAMY SMOOTHIE

1 Glas

Zutaten

1 gefrorene Banane
3 Datteln
1 EL Mandelmus
1 TL Zimt
200 ml Mandelmilch
200 g pflanzlicher Joghurt

Alle Zutaten im Mixer vermengen!

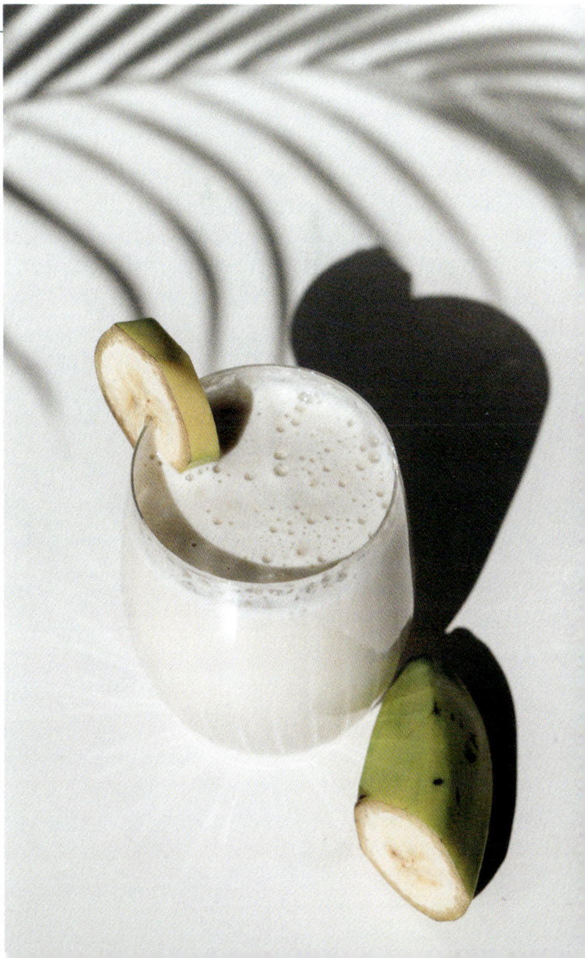

ERDNUSS-SCHOKO-CUPS

Zutaten

Für den Boden:

250 g Nüsse deiner Wahl
200 g Datteln
10 Aprikosen
50 g Haferflocken
1 EL Kokosöl
1 EL zuckerfreier Kakao

Für die Füllung:

Erdnussmus

Für das Topping:

Zartbitterglasur

Zubereitung

Zutaten für den Boden in den Mixer geben und klein mixen. Die zerkleinerte Masse in eine Cupcake-Form drücken. In der Mitte des Cupcakes sollte eine kleine Kuhle entstehen für die Füllung. Die Cups für ein paar Minuten in den Kühlschrank stellen.

Jetzt die Schokoglasur schmelzen. Einen Löffel Erdnussmus mittig in jeden Cup geben und mit geschmolzener Glasur übergießen. Jetzt in den Kühlschrank oder ins Gefrierfach stellen, bis die Schokolade komplett hart ist. Im Kühlschrank halten sich die Cups nun 5–7 Tage.

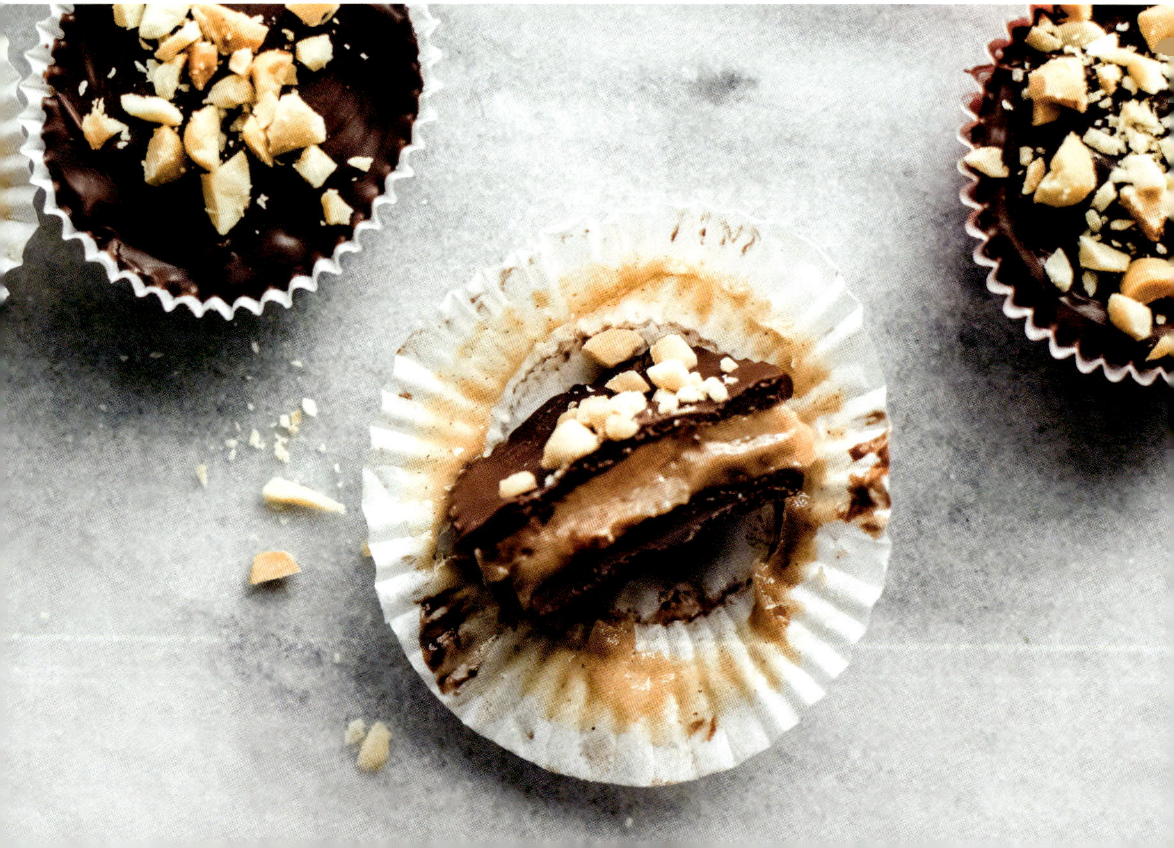

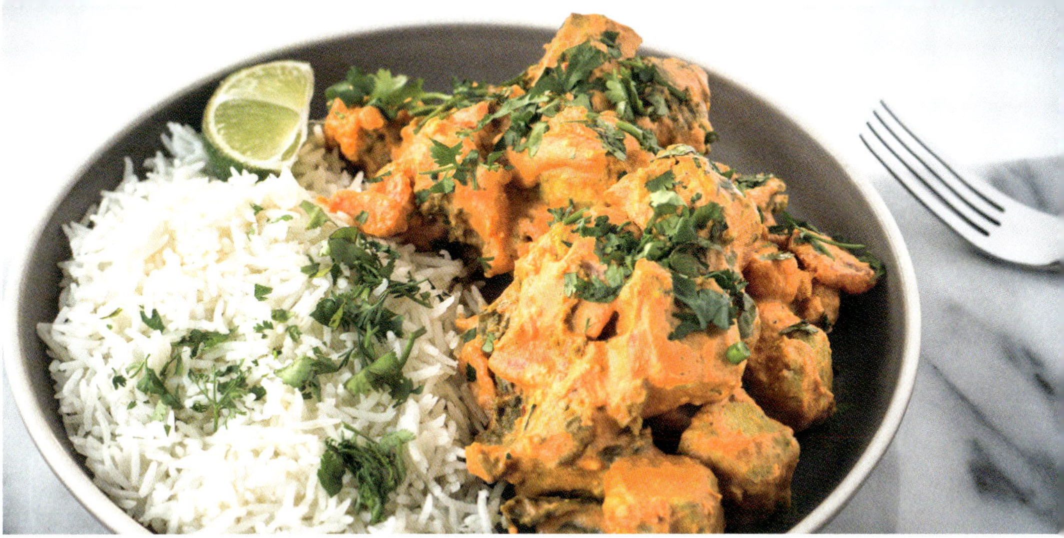

VEGANES GEMÜSECURRY MIT DATTELN

4 Portionen

Zutaten

1 Zwiebel
2 Knoblauchzehen
20 g Ingwer
100 g Kichererbsen
100 g Spinat
1 kleine Süßkartoffel
200 g Brokkoli
1 rote Paprika
4 Datteln
3 EL Kokosöl
2 EL gelbes Currypulver
1,5 TL gelbe Currypaste
400 ml Kokosmilch
1 Limette
etwas Salz und Pfeffer
250 g Wildreis
Optional: Koriander zum Servieren

Zubereitung

Den Wildreis nach Packungsanleitung zubereiten. Zwiebel, Knoblauchzehen und Ingwer schälen und fein würfeln. Die Kichererbsen abgießen, den Spinat waschen und abtropfen lassen. Die Süßkartoffeln schälen und würfeln. Den Brokkoli waschen und in Röschen schneiden. Die Paprika waschen, entkernen und in Streifen schneiden. Die Datteln entkernen und in kleine Stücke schneiden.
Kokosöl in einer großen (Wok-)Pfanne erhitzen und zuerst Zwiebel, Knoblauch und Ingwer darin ca. 2 Minuten anschwitzen. Datteln, Currypulver und gelbe Currypaste hinzugeben und weitere 2 Minuten anschwitzen.
Süßkartoffelwürfel und Brokkoli für 5–10 Minuten anbraten und im Anschluss das Gemüse mit Kokosmilch aufgießen. Das Ganze ca. 3 Minuten köcheln lassen. Danach Kichererbsen, Spinat und Paprika hinzugeben und weitere 10 Minuten köcheln lassen.
Das Gemüsecurry mit frischem Limettensaft, Salz und Pfeffer abschmecken. Mit gekochtem Wildreis servieren und mit frischem Koriander toppen.

NAHRUNGSERGÄNZUNGSMITTEL IN DER SCHWANGERSCHAFT: DEINE CHECKLISTE

Trotz einer ausgewogenen Ernährung erfordern die besonderen Herausforderungen einer Schwangerschaft die Einnahme von einigen wenigen Nahrungsergänzungsmitteln. Die Supplemente bekommst du in jeder Drogerie oder in der Apotheke. Wobei Zweiteres meistens deutlich teurer ist. Eventuelle weitere Präparate sprichst du am besten mit deinem Arzt bzw. deiner Ärztin ab.

Du bist Allesesserin:

- 400 µg Folsäure / Tag ab Planung der Schwangerschaft bis mind. zum Ende des 1. Trimesters. Falls du bereits in der Frühschwangerschaft bist und bisher keine Folsäure zu dir genommen hast, solltest du 800 µg Folsäure / Tag einnehmen.
- 100–150 µg Jod. Hast du eine Schilddrüsenerkrankung, sprich die Einnahme vorher mit dem Arzt oder der Ärztin ab.
- Eisen nur nach ärztlich diagnostizierter Unterversorgung einnehmen.
- Falls du nicht regelmäßig fettreichen Seefisch isst, solltest du DHA supplementieren. Die empfohlene Zufuhrmenge liegt bei 200 mg DHA / Tag.
- 20 µg (800 IE) Vitamin D3 pro Tag in den sonnenarmen Monaten (Oktober bis März).

Du bist Vegetarierin:

- Folsäure s. o.
- Jod s. o.
- Eisen s. o.
- DHA s. o.
- Vitamin D3 s. o.

Du bist Veganerin:

- Folsäure s. o.
- Jod s. o.
- Eisen s. o.
- 200 mg DHA / Tag
- 10–50 µg Vitamin B12 / Tag
- Vitamin D3 s. o.

Quelle: Deutsche Gesellschaft für Ernährung

VÖLLIG IN ORDNUNG ODER FAHRLÄSSIG? VEGGIE ODER VEGAN IN DER SCHWANGERSCHAFT

Vor einigen Jahren galt eine vegetarische oder vegane Schwangerschaft noch als riskant. Heute ist der Verzicht auf Fleisch, Fisch und evtl. weitere tierische Produkte so verbreitet, dass du kein schlechtes Gewissen zu haben brauchst, wenn du weiterhin Tofu einem Steak vorziehst.

Generell sollte sich jede Schwangere, unabhängig von ihrer Ernährungsform, damit beschäftigen, welche Bedürfniss der Körper für das gesunde Wachstun des Babys hat. Häufig wissen Vegetari erinnen und Veganerinnen sogar besser Bescheid.

Hier eine kleine Liste mit Aspekten, die du als Vegetarierin unbedingt beachten solltest:

- Ernähre dich ausgewogen, bunt und bewusst.
- Nimm Folsäure und Jod als Nahrungsergänzungsmittel zu dir.
- Eisen aus pflanzlichen Quellen wird vom Körper weniger gut aufgenommen als aus tierischen, wie z. B. aus rotem Fleisch. Durch die Kombination mit Vitamin-C-reichen Lebensmitteln wird die Aufnahme erhöht. So kannst du z. B. einen Hirsesalat mit Paprika zubereiten (Hirse enthält Eisen, Paprika ist reich an Vitamin C) oder deinen Haferflocken-Porridge (Eisen) mit frischen Früchten (Vitamin C) toppen.
- Falls du dich vor deiner Schwangerschaft schon lange vegetarisch ernährt hast, können die Nährstoffe Vitamin B12, DHA und Zink kritisch sein. Um auf Nummer sicher zu gehen, lasse bei deinem Arzt bzw. deiner Ärztin ein Blutbild machen und steuere ggf. gegen.

Verzichtest du vollkommen auf tierische Produkte, so ist die offizielle Einschätzung der Deutschen Gesellschaft für Ernährung (DGE) kritisch. Sie stuft eine vegane Ernährung für Schwangere als bedenklich ein und rät an, die Versorgung mit kritischen Nährstoffen ärztlich prüfen zu lassen. Außerdem sollte eine individuelle Ernährungsberatung in Anspruch genommen werden.

Ein Grund für die vorsichtige Beurteilung ist, dass es bislang kaum Studien zu dieser Ernährungsform in der Schwangerschaft gibt. Bisherige zeigen jedoch, dass eine pflanzliche Ernährung in jeder Lebenslage sicher ist, sofern auf die ausreichende Zufuhr der kritischen Nährstoffe geachtet wird.

Oft sind Veganer bzw. Veganerinnen sogar besser mit manchen Nährstoffen versorgt als Mischköstler bzw. Mischköstlerinnen. So beispielsweise mit Vitamin A, durch den hohen Verzehr an Gemüse.

Zusätzlich zu den oben genannten Punkten zur vegetarischen Ernährung solltest du auf Folgendes achten:

- Zusätzlich zu Folsäure und Jod solltest du Vitamin B12 supplementieren.
- Folgende weitere Nährstoffe werden im Vergleich zur Mischkost meist weniger aufgenommen: Vitamin B6, Kalzium, Zink, Protein und DHA. Baue sie bewusst in deinen Speiseplan ein und supplementiere sie, wenn nötig.
- Studien zeigen, dass Veganerinnen meist noch schlechter mit Vitamin D versorgt sind als Mischköstlerinnen und Vegetarierinnen. Achte daher auf eine ausreichende Versorgung, auch wenn der Bedarf in der Schwangerschaft nicht erhöht ist.

WHAT I ATE IN A DAY

Während meiner Schwangerschaft habe ich viele neue Rezepte für mich entdeckt. Es machte mir noch mehr Spaß als sonst, in der Küche mit frischen Lebensmitteln zu experimentieren und mir und Baby-Yoko in meinem Bauch Gutes zu tun. Hier ist ein kleiner Einblick in einen Beispieltag im 3. Trimester von mir:

Frühstück:
Hafer-Cappuccino (ich konnte auf meinen Kaffee am Morgen absolut nicht verzichten) sowie Porridge aus Haferflocken und Chiasamen mit pflanzlicher Milch. Dazu gab es Beeren und Nussmus.

Snack:
Grüner Smoothie aus Spinat, Bananen, Gerstengraspulver und Proteinpulver (reines Mandelprotein ohne Zucker oder Zusatzstoffe).

Mittagessen:
Eine große Bowl mit Kidneybohnen, Hirse, Salat, Möhren, Tomaten, Gurken und Rote Bete.

Snack:
Selbstgemachter Erdnuss-Karamell-Bar.

Abendessen:
Reisnudeln in Erdnusssoße mit viel frischem Gemüse und Tofu.

DIE BESTEN FOOD-HACKS AUS MEINER SCHWANGERSCHAFT

Ich hatte das Glück, dass ich meine Schwangerschaft mit Yoko als sehr schön und unkompliziert empfinden durfte. Dennoch gab es Tage, an denen ich mich nicht zu 100 % wohl gefühlt habe. Mit der Zeit fand ich durch Recherche, Tipps von Freundinnen und eigene Erfahrungen heraus, was bei den jeweiligen Beschwerden helfen kann. Und das möchte ich dir natürlich nicht vorenthalten:

- Durch kleinere und dafür häufigere Mahlzeiten hatte ich kaum Probleme mit Sodbrennen. Dagegen half mir außerdem, das Essen nicht zu stark zu würzen und nicht so fettig und scharf zu essen. Zucker, Koffein und Kohlensäure wirken sich ebenso negativ auf Sodbrennen aus. Das lieber in Maßen genießen oder komplett darauf verzichten.
- In meiner Schwangerschaft bin ich selten ohne Snacks aus dem Haus gegangen. Eine Packung Nüsse, Riegel oder ein Apfel waren eigentlich immer in meiner Tasche. Das war super gegen den kleinen Hunger zwischendurch, bei drohender Übelkeit oder generell, wenn ich mich energielos fühlte.
- Wenn ich müde war, halfen oft ein großes Glas Wasser oder eine Tasse Tee. Und manchmal war eine kleine Runde an der frischen Luft auch ein wahrer Segen, wenn ich mich energielos und abgeschlagen fühlte.
- Durch das Hormon Progesteron haben viele Schwangere Verdauungsbeschwerden. Bewegung und Sport, Trockenfrüchte, Leinsamen und Vollkornprodukte können eine träge Verdauung anregen. Auf blähende Lebensmittel wie Kohl oder Hülsenfrüchte solltest du an Tagen, an denen du sowieso schon viel Luft im Bauch hast, verzichten. Stattdessen lieber gegartes Gemüse, Reis und generell Mildes essen und nach der Mahlzeit einen schönen Spaziergang machen. Wirkt Wunder! Glaub mir.

Ich hoffe von Herzen, dass dir der Teil über die Ernährung in der Schwangerschaft gefallen hat, du dich jetzt aufgeklärt und gut aufgehoben fühlst. Außerdem wünsche ich dir unheimlich viel Spaß in der Küche mit meinen leckeren und einfach zuzubereitenden Rezepten.

Vorbereitung und Nachbereitung der Geburt

1

Beckenbodentraining für eine starke Körpermitte

– Erklärung der Rolle des Beckenbodens während und nach der Geburt
– Anleitungen für effektive Beckenbodenübungen
– Integration des Beckenbodentrainings in den Alltag
– Erfolgsberichte von Mamas

Wahrscheinlich hast du erst jetzt nach deinem positiven Schwangerschaftstest von dem Beckenboden gehört. Die meisten Frauen erfahren nämlich erst etwas von diesem besonderen Muskel in der Schwangerschaft, in der Zeit der Rückbildung oder schlimmstenfalls erst viel später bei Erleiden von Beschwerden wie Inkontinenz, Rückenschmerzen oder einer Rektusdiastase.

Auch bei sehr sportlichen Frauen spielt dieser Muskel oft keine bedeutende Rolle. Vielleicht auch, weil man den Beckenboden äußerlich nicht sieht und ein effektives Training dieses Muskels keine direkten Auswirkungen auf unser Äußerliches hat. Unseren Sixpack oder unseren Booty trainieren wir allzu gerne, weil wir uns wohl und in Shape fühlen, wenn diese schlank, knackig und schön geformt sind.

Aber solange unser Beckenboden gesund, stark, flexibel ist und seine wichtigen Aufgaben perfekt erfüllt, ist es auch vollkommen in Ordnung, dass der Fokus nicht auf ihm liegt und wir eigentlich nichts über ihn und seine Funktion wissen.

Aber spätestens im zweiten Trimester unserer Schwangerschaft sollten wir anfangen, uns mit diesem Muskel zu beschäftigen, seine Funktionen zu verstehen, lernen, ihn zu fokussieren und Beckenbodenübungen in unseren Alltag zu integrieren. Es wird dir deine Geburt erleichtern, wenn du bereits in der Schwangerschaft weißt, wie du deinen Beckenboden ansteuerst, anspannst, aber auch entspannst. Du erlangst dadurch ein ganz anderes und neues Körpergefühl für deine Tiefenmuskulatur. Das wiederum unterstützt dich bei der magischen, aber auch herausfordernden Geburt. Zusätzlich ist das Beckenbodentraining essenziell für eine gesunde Rückbildung nach der Geburt, die wir unserem Körper unbedingt schenken sollten. 10 Monate hatte unser Körper in der Schwangerschaft Zeit, sich zu verändern. Körperlich und mental. Diese Zeit sollten wir ihm nach der Geburt auch wieder liebevoll geben, um sich gesund zurückzubilden. Dazu zählen zuallererst Ruhe, die Einhaltung des Wochenbettes, dann die Beckenbodenstärkung, die Rektusdiastaseschließung und das Aufbauen der Tiefenmuskulatur mit postanalen Trainings. Denn dann steht dem „normalem Leben" mit Trampolinspringen mit den Kids oder dem Lauftraining nichts mehr im Weg!

Also, beschäftigen wir uns jetzt etwas intensiver mit diesem Muskel. Ich verspreche dir, du wirst überrascht sein, was der Beckenboden für ein genialer Muskel ist! Ich wünsche mir, dass du den Beckenboden kennenlernst und somit auch seine Wichtigkeit erkennst. Dadurch wird es dir viel leichter fallen, spannende Workouts und Übungen in dein wöchentliches Training mit aufzunehmen.

Er bildet den Abschluss des Bauchraums nach unten und ist aus drei Muskelschichten aufgebaut. Diese drei Muskelschichten liegen in deinem Becken fächerartig übereinander. Dein Beckenboden wird übrigens auch Zwerchfell des Beckens genannt und arbeitet synchron mit diesem zusammen.

Die wichtigsten Punkte, zwischen denen dieser Muskel verläuft, sind das Schambein (vorne), das Kreuzbein (hinten) und die beiden Sitzbeinhöcker (seitlich). Diese Bezugspunkte solltest du auf jeden Fall kennen, wenn du deinen Beckenboden trainieren möchtest.

Theorie:

Der Beckenboden ist der bindegewebig-muskulöse Boden der Beckenhöhle. Also ein Muskel, der kegelförmig in unserem Becken liegt. Du kannst ihn dir wie eine Art Hängematte vorstellen, die deinen Beckenausgang nach unten hin abschließt.

Nimm jetzt gerne mal deine Hände und forme sie zu einer Schale. Deine Handaußenseiten und deine kleinen Finger berühren sich dabei. So kannst du dir ungefähr auch deinen eigenen Beckenboden vorstellen. In der Dichte und Größe ist er ungefähr so groß wie deine beiden aneinander liegenden Hände.

Der Beckenboden gehört zu unserer Tiefenmuskulatur, liegt versteckt im Becken und ist über Faszien mit unserer anderen Tiefenmuskulatur verbunden: der tiefen queren Bauchmuskulatur

(Korsettmuskel) und dem tiefliegenden Rückenmuskel (Rückenstrecker). Das Ganze kannst du dir wie einen Gurt vorstellen, der zwischen deinem Bauch und Rücken verläuft.

Und er leistet einiges. Er verschließt das Becken nach unten, stützt die inneren Organe (Blase, Gebärmutter, Enddarm) und ermöglicht so unsere aufrechte Haltung. Er sorgt dafür, dass die Schließmuskeln von Blase und Darm funktionieren und trägt zu einer lustvollen Sexualität bei. Außerdem regelt er die reflektorische Druckentlastung beim Husten und Niesen und stabilisiert das Becken. Ohne unseren Beckenboden würden unsere Organe einfach unten rausplumpsen und wir könnten unseren täglichen Stuhlgang nicht kontrollieren. Um es mal deutlich zu sagen.

Und jetzt können wir uns ja auch schon fast vorstellen, was unser Beckenboden bei einer Schwangerschaft und Geburt leisten muss. Er wird ab jetzt die Hauptlast der Gebärmutter tragen.

In den 10 Monaten, in denen unser Baby wächst und gedeiht, nimmt natürlich auch die Last auf den Beckenboden enorm zu. In den letzten Wochen des 3. Trimesters rutscht unser Baby in den meisten Fällen schon ins Becken und sorgt dadurch für einen zusätzlichen starken Druck auf den tragenden Muskel.

Als wenn das noch nicht genug wäre, wird der Beckenboden bei einer vaginalen Geburt bis auf das dreifache der normalen Länge gedehnt. Selbst bei beweglichen Frauen schafft das kein anderer Muskel. Und „normale andere Muskeln" würden bei einer doppelten Dehnung bereits reißen.

Dadurch sind die Beckenbodenmuskeln nach einer vaginalen Geburt erst einmal überdehnt und geschwächt, ebenso die Mutterbänder. Das bedeutet, dass die Unterstützung für die Beckenorgane und der Verschlussmechanismus der Blase und manchmal des Darms geschwächt sind. Und das ist absolut unabhängig davon, ob die Frau vor der Schwangerschaft sportlich war oder nicht. Wenn ich ganz ehrlich bin, ging es mir genauso – und ich fiel aus allen Wolken nach der Geburt. Dass ich meinen Urin nicht ewig halten konnte und manchmal sogar ein paar Tröpfchen in den Slip gingen, hat mich geschockt. Ich bin hier absolut ehrlich mit dir, denn keine meiner Freundinnen hat mich darauf vorbereitet. Daher kam diese Veränderung doch sehr überraschend für mich als Athletin und sportliche Frau. Alle Mamas in meinem Umfeld klärten mich über alles auf rund um Baby, Stillen, Dammriss, Geburt, wunde Brustwarzen, Schlafmangel usw. Aber die Info über den überdehnten Beckenboden blieb einfach aus …

Deshalb spreche ich jetzt mit dir darüber und bin absolut ehrlich! Ich wünsche mir, dass du dich vorbereitet fühlst, weißt, was auf dich zukommt und wie du damit umgehen kannst. Denn ein überdehnter Beckenboden ist absolut normal. In den weiteren Kapiteln zeige ich dir, wie du gesund und mit Leichtigkeit deinen Körper rückbildest, dein Beckenboden stark und deine Rektusdiastase geschlossen ist!

So. Theorie Ende! Na ja, vorerst würde ich sagen. Aber jetzt werden wir etwas körperlicher und dürfen uns auf die Matte begeben. Ich zeige dir jetzt meine top Beckenbodenübungen für die Schwangerschaft, für die Zeit nach der Geburt und für deine Rückbildung.

ANLEITUNGEN FÜR EFFEKTIVE BECKENBODENÜBUNGEN

Die richtige Atmung wird dir alle Übungen, die ich für dich kreiert habe, erleichtern.

Komme gerne in deinen Schneider- oder Fersensitz und atme eine Runde mit mir. Möglicherweise fällt dir die Atmung und die Fokussierung am Anfang noch etwas schwer. Das gibt sich aber mit der Zeit und du wirst fühlen, wie dein Körper die Atmung und die Bewegungsabläufe wohlwollend annimmt.

In deiner sitzenden Position richtest du dich jetzt auf und beobachtest, was bei einem tiefen Atemzug passiert: unser Brust- und Bauchraum dehnt sich aus. Das bedeutet, dass auch unsere Organe nach unten geschoben werden. Dadurch wäre es ungünstig, bei der Einatmung den Beckenboden anzuspannen und nach innen zu ziehen. Daher entspannen wir uns und auch unsere Muskeln bei jeder Einatmung.

Jetzt atme gerne mal aus und beobachte, was hier in deiner Körpermitte passiert. Unser Bachnabel zieht leicht nach innen, unser Bauch wird flach. Es fühlt sich an, als würden wir unseren gesamten Bauchraum komprimieren. Also die perfekte Ausgangsposition für die Anspannung und Fokussierung unseres Beckenbodens. Nimm dir gerne ein paar Minuten nur für dich und atme ein und aus und beobachte, was in deinem Körper und mit deiner Tiefenmuskulatur passiert. Lege dazu gerne deine Hände auf deinen Bauch, Unterbauch oder eine Hand auf dein Herz. Atme, beobachte und genieße!

Im nächsten Schritt kannst du probieren, bei jeder Ausatmung zusätzlich die Hüftknochen zueinander streben zu lassen und die Rippenbögen ganz schmal zu machen. Aber bitte achte darauf, dass du dabei deine Gesäßmuskulatur entspannt lässt.

WIE FÜHLT ES SICH EIGENTLICH AN, DEN BECKENBODEN ZU AKTIVIEREN UND IHN ANZUSPANNEN?

Ich werde bei allen Übungen davon sprechen, aber vielleicht fällt es dir anfangs schwer, zu erkennen, ob du alles „richtig" machst. Viele reden bei einer Aktivierung von: mit der Vagina Gras zupfen und eine kleine Kugel aufheben.

Für mich war aber folgendes Beispiel sehr verständlich, durch das ich meinen Beckenboden gezielt ansteuern konnte und wusste, wo er liegt und wie er sich bei einer Anspannung anfühlt.

Sehr gerne kannst du es ausprobieren oder dir lediglich vorstellen!

Führe jetzt mit deinem Zeige- oder Mittelfinger einen Tampon in deine Vagina. Wenn du ihn eingeführt hast, bleibe mit deinem Finger noch in dieser Position und probiere, mit deiner Tiefenmuskulatur deinen Finger festzudrücken, ihn einzuengen. Dabei sollte aber dein Gesäßmuskel entspannt bleiben.

In der Schwangerschaft sollte es dir leichter fallen, deinen Beckenboden bei dieser Übung zu spüren. Direkt nach der Geburt fühlen wir da ehrlich gesagt manchmal gar nichts. Oder nur einen ganz sanften und zarten Druck. Das Wichtigste ist jetzt auch gar nicht, wie eng du deinen Finger zusammendrücken kannst, sondern dass du genau weißt, um welche Muskulatur es sich handelt und wo unser Fokus bei den Übungen liegt.

Wie erkennst du einen schwachen Beckenboden?

Folgende Symptome können auf einen schwachen Beckenboden hinweisen:

- unwillkürlicher Verlust von Harn, Stuhl oder Darmgasen z. B. beim Husten, Niesen, Lachen oder bei Erschütterung
- Blase, Gebärmutter, Scheide oder der Enddarm können nicht mehr an Ort und Stelle gehalten werden, dadurch kommt es häufig zu Blasenentzündung, Blasenentleerungsstörungen, Harndrang
- Schmerzen beim Sex oder weniger Empfindsamkeit durch Absenkung der Gebärmutter und einer schlechten Durchblutung
- Instabilität des Beckens, Fehlhaltungen im unteren Rücken und an der Hüfte

Die Übungen

FÜR DIE ZEIT IN DER SCHWANGERSCHAFT

Wenn es der werdenden Mama körperlich gut geht, haben Sport und Bewegung in der Schwangerschaft sehr viele Vorteile. Dazu zählen: besseres Wohlbefinden, erholsamerer Schlaf, Vorbeugung von Rückenschmerzen und Verdauungsproblemen wie Verstopfungen und Sodbrennen, geringeres Risiko von Schwangerschaftsdiabetes, weniger Gewichtszunahme (dadurch Entlastung der Gelenke) und ein leichterer Einstieg nach der Geburt in die Rückbildung und in den postnatalen Sport.

Dazu empfehle ich dir, 2–3× pro Woche Beckenbodenübungen in deine wöchentliche Routine einzubauen. Nimm dir lieber öfter wenige Minuten für dein Training Zeit, anstatt selten sehr lange Einheiten einzulegen. Dein Körper springt auf Regelmäßigkeit viel schneller an und verinnerlicht die Bewegungsabläufe und neue Fokussierung. Dafür reichen 10–20 Minuten am Tag!

Sobald deine Müdigkeit und deine Übelkeit, wenn du darunter im 1. Trimester leidest, verschwinden, dein Gynäkologe oder deine Gynäkologin dir das Go gibt und du wieder voller Energie in den Tag startest, beginne gerne mit speziell abgestimmten Trainings für die Schwangerschaft und mit verschiedenen Beckenbodenübungen.

So könnte zum Beispiel deine wöchentliche Sport-Routine aussehen:
(Das ist keine Vorgabe, sondern soll dir liebevoll ein Beispiel für dein Zeitmanagement sein.)

MONTAG	Herz-Kreislauf-Stärkung – ein langer Spaziergang mit einer Freundin oder eine Einheit im Schwimmbad
DIENSTAG	Beckenbodentraining 10–20 Minuten (Übungen siehe unten)
MITTWOCH	Tiefenmuskulatur stärken – ein 20-minütiges Schwangerschafts-Workout auf YouTube oder ein Pränatal-Sportkurs in deiner Nähe
DONNERSTAG	Restday
FREITAG	Dehnung und Flexibilität – Pränatal-Yoga/Stretching auf YouTube oder ein Kurs in deiner Nähe
SAMSTAG	Beckenbodentraining 10–20 Minuten (Übungen siehe unten)
SONNTAG	Restday

1. Übung • Auf dem Stuhl

Setze dich auf eine Stuhl- oder Bettkante oder einen Gymnastikball. Dein Oberkörper ist aufrecht. Du ziehst deine Schulterblätter sanft zueinander, dein Nacken ist lang und dein Blick geht nach vorne.

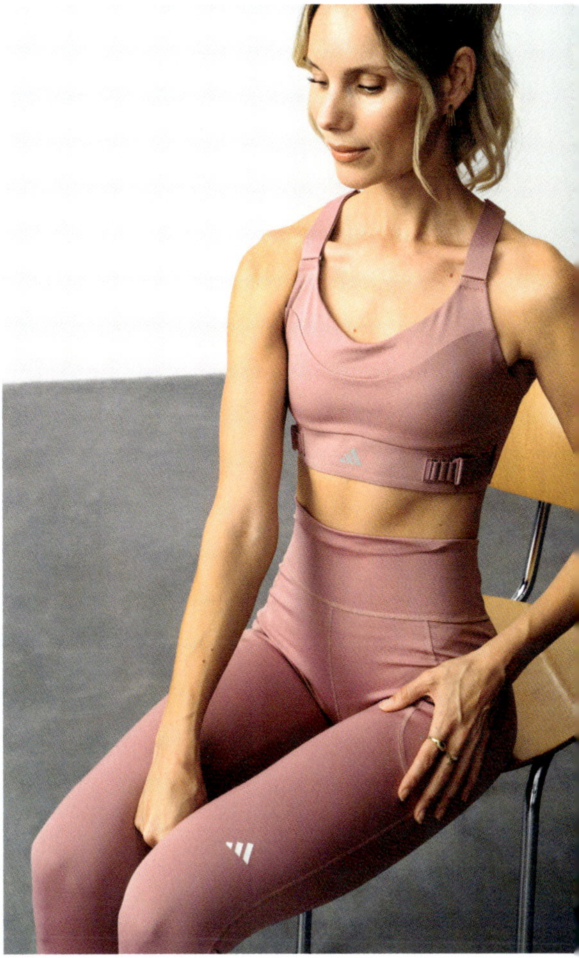

Deine Füße stehen hüftbreit und deine Zehen zeigen leicht nach außen. Ziehe deinen Bauchnabel ganz sanft Richtung Wirbelsäule und garantiere, dass du nicht ins Hohlkreuz fällst.

Jetzt ballst du eine deiner beiden Hände zu einer Faust und legst sie zwischen deine Knie.

Bei der Einatmung entspannst du alles und bei der Ausatmung presst du jetzt deine Knie zusammen, fokussierst deinen Beckenboden und spannst ihn ganz sanft an.

Das Zusammenpressen der Knie sollte dir den Bewegungsablauf und die Fokussierung erleichtern.

Sehr gerne kannst du anstatt deiner Faust auch ein Kissen oder einen Pilates-Ball verwenden.

Bitte wiederhole diese Übung 15×.

2. Übung • Kreuzsitz

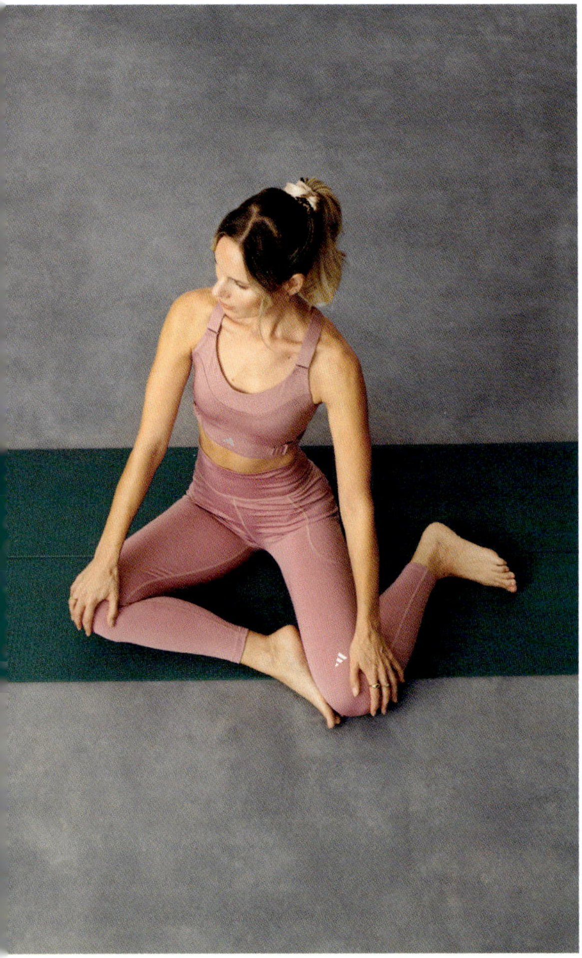

Setze dich auf deine Sportmatte oder einen Teppich und winkele beide Knie 90 Grad an. Beide Füße zeigen zu einer Seite und deine Unterschenkel liegen auf (siehe Abbildung).

Jetzt richtest du deinen Oberkörper auf, ziehst deine Schulterblätter leicht zusammen, schiebst die Brust ganz leicht nach vorne und legst deine Hände entspannt auf die Knie.

Bei deiner Einatmung entspannst du alles, lässt komplett locker.
Bei der Ausatmung fokussierst du deinen Beckenboden, ziehst deine Sitzbeinhöcker leicht zusammen und aktivierst deinen Beckenboden.

Gönne dir hier 10 Wiederholungen, wechsele dann die Seite und lege deine Beine andersherum auf deine Matte.

3. Übung • Vierfüßler

Komme in deine Vierfüßler-Position. Deine Schultern sind in einer Linie über den Handgelenken und deine Hüfte über den Knien ausgerichtet. Fokussiere deinen geraden unteren Rücken und falle auf keinen Fall ins Hohlkreuz. Jetzt stelle einen Fuß nach hinten auf die Matte und strecke das Bein (siehe Abbildung).

Bei deiner Einatmung entspannst du alles, lässt los. Bei der Ausatmung aktivierst du deinen Beckenboden, ziehst ihn nach innen und hebst dein ausgestrecktes Bein. Dein Rücken bleibt gerade und deine Körpermitte fest!

Bei der Einatmung kommst du wieder in deine Ausgangsposition, senkst den Fuß und entspannst deine Muskulatur. Ausatmung, wiederhole die Übung.

Gönne dir insgesamt 10 Wiederholungen pro Seite.

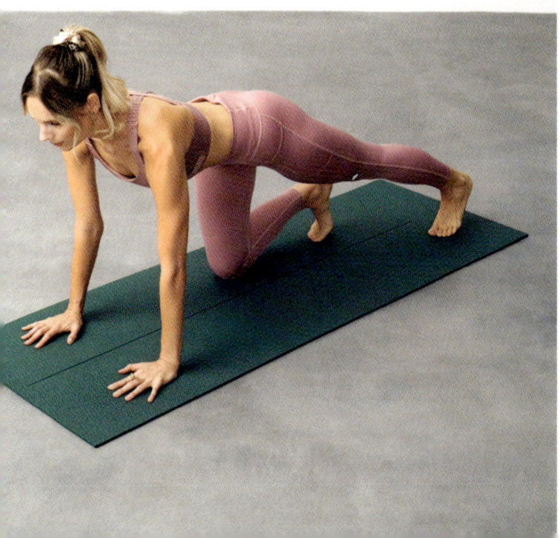

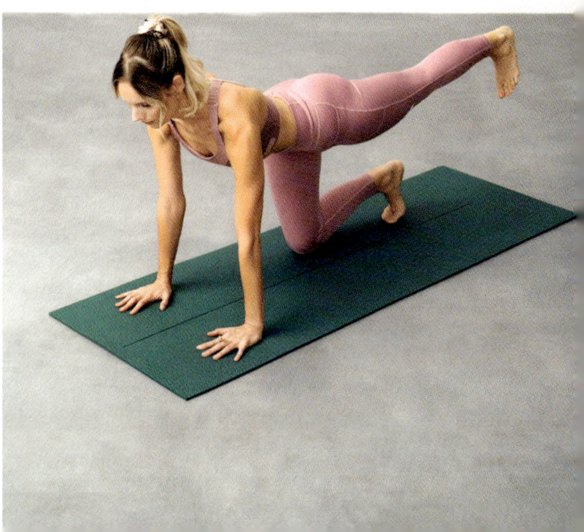

4. Übung • Deep-Squat

Komme in deine Deep-Squat Position (siehe Abbildung). Probiere in dieser Position, deine Schulterblätter zusammenzuziehen und deine Brust leicht herauszustrecken. Es ist kein Problem, wenn du mit deinen Fersen den Boden nicht berührst. Der Squat sollte angenehm für dich sein.

Hier atmest du ein, bist entspannt. Bei deiner Ausatmung fokussierst du deinen Beckenboden, ziehst ihn nach innen, streckst deine Beine und spannst jetzt deinen Gesäßmuskel ausnahmsweise an.

Bei der Einatmung kommst du wieder in deine Ausgangsposition in deinen Deep-Squat und entspannst deine Muskulatur. In deinem Atemrhythmus gönnst du dir jetzt ganz langsam und fokussiert 15 Wiederholungen.

Beckenbodentraining für die Schwangerschaft:

https://www.youtube.com/watch?v=mm2oJBwerWY&t

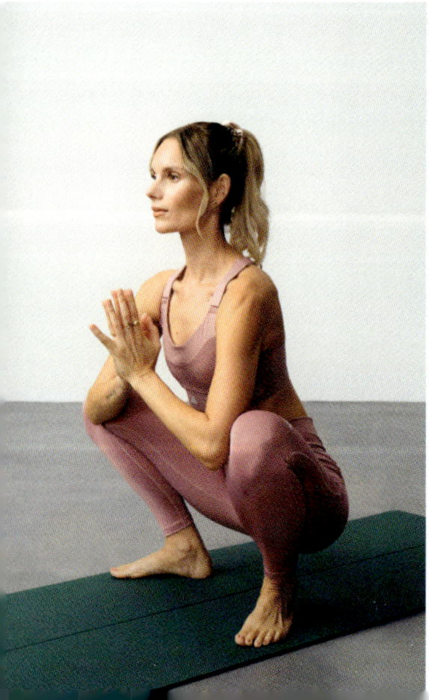

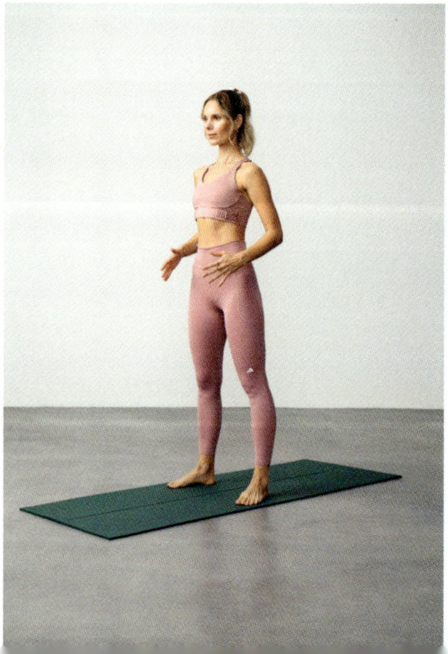

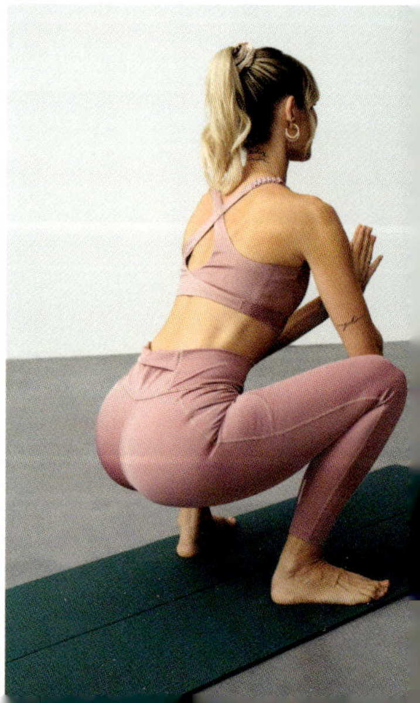

FÜR DIE VORBEREITUNG AUF DIE GEBURT

Bei der Geburt müssen wir unseren Beckenboden entspannen, und absolut loslassen. Und das vor allem bei der Ausatmung, die unter den Bedingungen meistens eher ein Stöhnen oder Schreien ist. Daher gibt es Übungen zur Vorbereitung. Du lernst, deinen Beckenboden zu fokussieren und ihn aktiv zu entspannen.

Bei diesen Übungen drehen wir die Atmung der vorigen Übungen einmal komplett um:

Das bedeutet, dass du bei der Ausatmung die absolute Entspannung fokussierst und deinen Beckenboden weich, sanft und locker lässt (ohne pressen oder Druck erzeugen).

Da diese umgedrehte Atmung aber nicht mit aktiven Übungen funktioniert, solltest du sie in entspannten Haltungen absolvieren.

Dafür eignen sich perfekt die Kindsposition, der Vierfüßler oder der Fersen- und Schneidersitz. Probiere dich hier aus und spüre, was sich für dich stimmig anfühlt. Nimm dir gerne in den letzten Wochen deiner Schwangerschaft 2–3× pro Woche Zeit und übe für dich das bewusste Loslassen und Entspannen.

Beckenboden Geburtsvorbereitung:

https://youtu.be/tAG5ajfPhlM

FÜR DIE ZEIT NACH DER GEBURT

Wie auf den letzten Seiten bereits häufig erwähnt, wirst du die ersten Tage (ich empfehle 12–18 Tage) nach deiner Geburt liegend verbringen. Bitte organisiere mithilfe von Familie und Freunden, dass du dich in diesen Tagen auf dich und dein Neugeborenes konzentrieren darfst.

Deine Hebamme wird wahrscheinlich täglich zu Besuch kommen, dein Baby und deinen Körper untersuchen und dir wertvolle Tipps und Tricks weitergeben.

Sie wird jedes Mal deinen Unterbauch tasten und ertasten, wie weit sich deine Gebärmutter bereits zurückgebildet hat, wie stark dein Wochenfluss ist und den Heilungsprozess eventueller Geburtsverletzungen oder der Kaiserschnittnarbe prüfen.

Ab dem Tag der komplett zurückgebildeten Gebärmutter darfst du mit kleinen sanften Beckenbodenübungen in Rückenlage starten, sofern deine Hebamme dir nichts anderes empfohlen hat. Und welche das sind, zeige ich dir jetzt.

Ganz wichtig: Wenn du einen Kaiserschnitt hattest, darfst du erst mit den Übungen starten, wenn deine Narbe verheilt ist. Bitte hole dir dazu immer die Meinung deiner Hebamme oder deines Gynäkologen bzw. deiner Gynäkologin ein.

WAS DU UNBEDINGT WISSEN SOLLTEST

Das Anspannen deines Beckenbodens wirst du anfangs kaum spüren können, vielleicht kannst du ihn sogar gar nicht fokussieren und lokalisieren. Mach dir bitte keine Sorgen! Das ist ganz normal und mit jedem Training gelangen wir wieder mehr zur Kräftigung der Tiefenmuskulatur. Gib dir unbedingt Zeit und sei ganz liebevoll mit dir und deinem Körper in dieser besonderen Zeit. Dein Körper hat einiges geleistet in den letzten Monaten und wir starten jetzt ganz langsam ohne Stress.

Übung: Rückenlage:
Lege dich vorsichtig über die Seite schonend in Rückenlage. Gerne in deinem Bett, auf dem Sofa oder auf deinem Teppich. Jetzt stelle deine Füße hüftbreit auf. Deine Arme liegen entweder entspannt neben deinem Körper oder du legst deine Hände auf deinen Unterbauch.

Die Atmung, Fokussierung und Anspannung ist dieselbe wie in deiner Schwangerschaft. Aber die Bewegung ist deutlich kleiner. Wir fokussieren jetzt unsere Tiefenmuskulatur und sind ganz sanft und vorsichtig mit uns.

Bei deiner Einatmung liegst du einfach entspannt, lässt alle Anspannung los. Bei deiner Ausatmung probierst du jetzt sanft, deinen Beckenboden zu fokussieren und anzuspannen, indem du von hinten nach vorne deine Körperöffnungen schließt (Vorstellung: Tampon und Finger zusammendrücken). Gleichzeitig ziehst du deine Sitzbeinhöcker leicht zusammen, dein Schambein strebt Richtung Bauchnabel, deine Hüftknochen ziehen zueinander und du machst deine Rippenbögen ganz schmal.

Uh, das klingt erst mal sehr viel auf einmal. Bleibe einfach in Rückenlage und probiere dich hier aus. Atme sanft ein und aus und gib dir Zeit, deinen Körper zu spüren und ihn zart zu aktivieren.

Ich rate dir, diese Übung 10× 3× pro Tag auszuführen – und das täglich.

FÜR DIE ZEIT DER RÜCKBILDUNG

6 Wochen nach Entbindung wirst du einen Kontrolltermin bei deinem Gynäkologen bzw. deiner Gynäkologin haben. Es werden eventuelle Geburtsverletzungen untersucht, dein Beckenboden wird ertastet und deine Rektusdiastase wird kontrolliert.

In den meisten Fällen ist jetzt der perfekte Start für deine persönliche Rückbildung und du weißt im besten Falle genau, wo du stehst und in welchem Zustand sich dein Körper befindet. Manche Frauen beginnen bereits 5–6 Wochen nach der Geburt mit der Rückbildung. Wenn dies mit der Hebamme besprochen wurde, gibt es da keinerlei Einwand.

Ich empfehle dir eine Kombination aus einem Rückbildungskurs in deiner Nähe, meinen YouTube-Videos und folgenden Übungen aus dem kommenden Abschnitt.

Durch diese Kombination garantierst du ein spezielles Wissen zur Rückbildung und aller Funktionen der Muskeln, genießt etwas Me-Time im Kurs ohne dein Baby, lernst andere Mamas kennen und kannst entspannt zu Hause Übungen absolvieren, wenn dein Baby schläft oder in der Wiege neben dir liegt.

Ich lege dir ans Herz, jeden Tag ein Beckenbodentraining in deinen Tag zu integrieren. Diese 10–15 Minuten solltest du dir für dich und deinen Körper gönnen. Deine Sportmatte auszurollen, sollte genauso eine Routine werden wie das tägliche Zähneputzen.

Falls dein Baby in der ersten Zeit wenig zur Ruhe kommt, nur im Kinderwagen schläft oder sich nicht ablegen lässt, suche dir unbedingt Unterstützung von Familie und Freunden. Vielleicht kann deine Mama mit deinem Baby spazieren gehen oder deine beste Freundin übernimmt die Trage und tanzt sanft durch die Wohnung. Vielleicht sogar 60 Minuten und du kannst dir nach dem Training noch eine warme, entspannte Dusche gönnen, ohne ständig aufs Babyphon zu schauen oder gestresst zu sein. Du wirst sehen, danach bist du wieder voller Energie und dein Mama-Akku ist aufgeladen.

So könnte zum Beispiel deine wöchentliche Rückbildungs-Routine aussehen:
(Das ist keine Vorgabe, sondern soll dir liebevoll ein Beispiel für dein Zeitmanagement sein.)

MONTAG	15 Minuten Beckenbodentraining auf YouTube oder die unten beschriebenen Übungen
DIENSTAG	Dehnung und Flexibilität – 15–30 Minuten Stretching auf YouTube
MITTWOCH	60 Minuten Rückbildungskurs in deiner Nähe
DONNERSTAG	Restday
FREITAG	15 Minuten Beckenbodentraining auf YouTube oder die unten beschriebenen Übungen
SAMSTAG	Gönne dir Ruhe und Selbstfürsorge – 10–30 Minuten Meditation oder Affirmation auf YouTube oder einer Meditations-App
SONNTAG	Restday

1. Übung • Auf einem Bein stehen

Komme zum Stehen, richte dich auf und stelle eine Fußspitze nach vorne auf den Boden. Lege deine Hände entspannt in die Taille oder auf deinen Bauch.

Bei der Einatmung stehst du entspannt, bei deiner Ausatmung fokussierst du deinen Beckenboden, ziehst ihn nach innen, ziehst die Hüftknochen zueinander, aktivierst deine komplette Körpermitte und hebst dein angewinkeltes Bein. Balanciere dich hier aus und genieße jeden kleinen Wackler. Denn durch das Ausbalancieren aktiviert unser Körper automatisch die Tiefenmuskulatur.

Bei der nächsten Einatmung stellst du deine Fußspitze wieder ab und entspannst deinen kompletten Bauchraum.

Gönne dir in deinem Atemrhythmus 10 Wiederholungen pro Seite.

Ein kleiner Tipp:
Stehe gerne morgens und abends beim Zähneputzen auf einem Bein und stärke so ganz automatisch deinen Beckenboden!

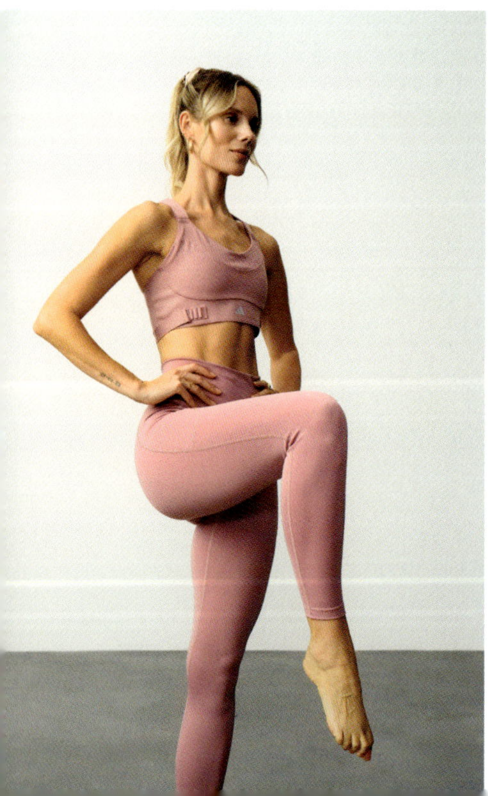

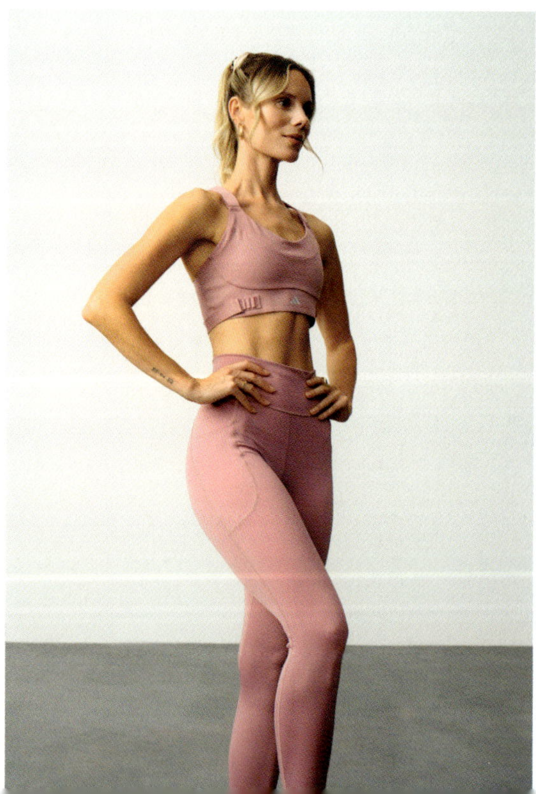

2. Übung • **Standwaage**

Die Ausgangsposition ist wieder der aufrechte Stand. Lege deine Hände gerne in die Hüften oder strecke sie für eine bessere Balance zu den Seiten aus. Bei der Einatmung stehst du aufrecht und bist entspannt. Bei der Ausatmung aktivierst du deinen Beckenboden, ziehst den Bauchnabel Richtung Wirbelsäule, machst deine komplette Körpermitte fest, hebst ein Bein nach hinten (dein Standbein ist leicht gebeugt) und senkst den Oberkörper nach vorne. Deine hintere Fußspitze zeigt Richtung Boden und deine Hüfte ist gerade nach unten zur Matte ausgerichtet. Bei der Einatmung kommst du wieder in deine Ausgangsposition und bei jeder Ausatmung kommst du langsam und fokussiert in deine Standwaage.

Bitte wiederhole diese Übung 10× pro Seite.

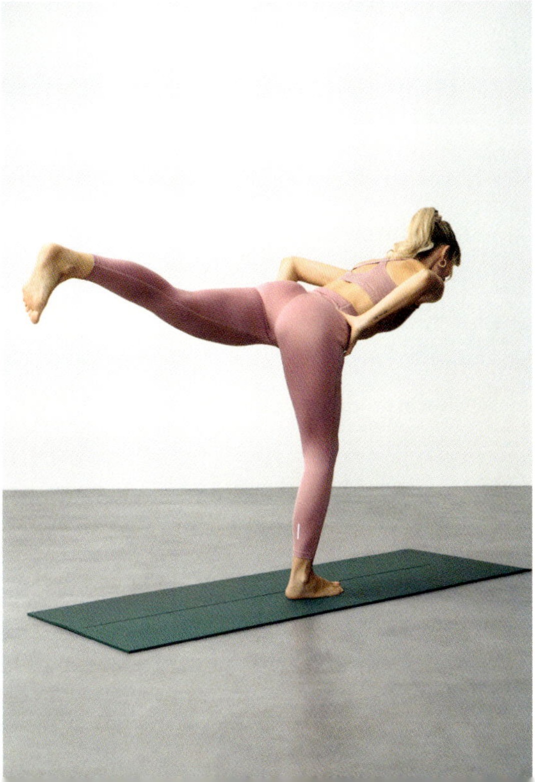

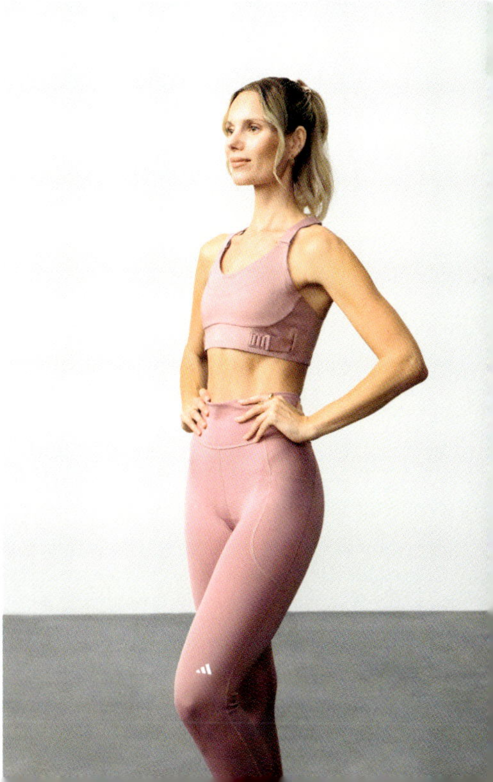

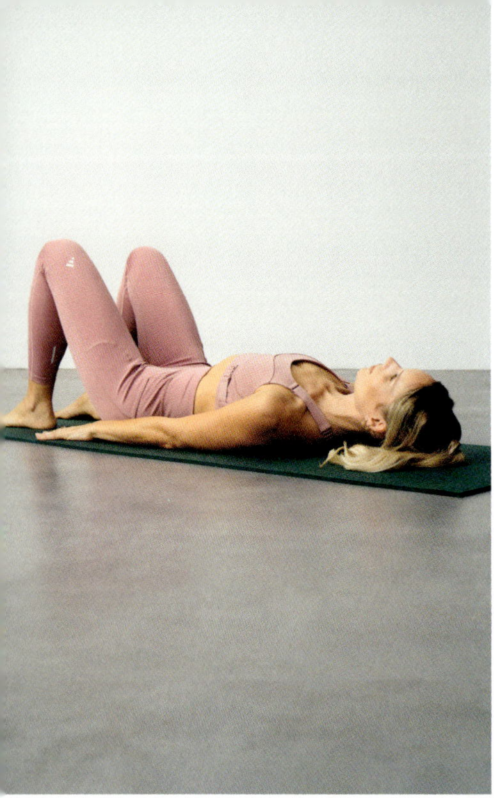
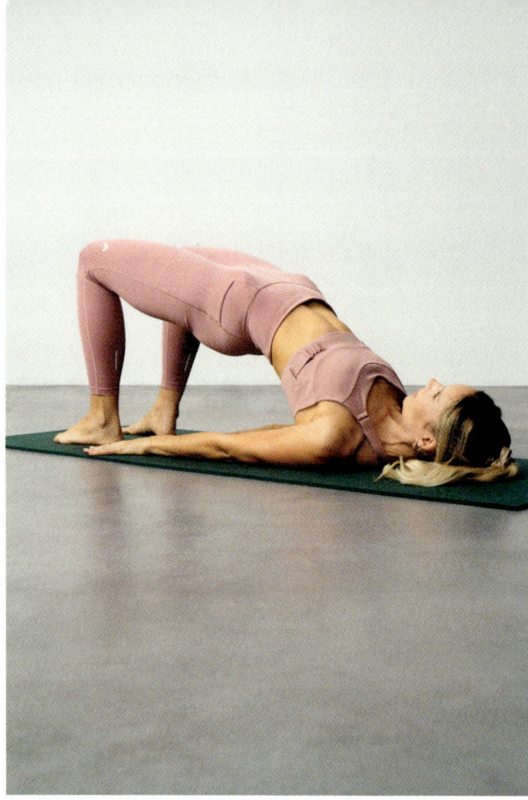

3. *Übung* • ***Bridge***

Komme Körpermitte schonend über die Seite in Rückenlage auf deine Sportmatte oder den Teppich. Stelle deine Füße hüftbreit auf; deine Arme liegen entspannt neben deinem Körper.

Bei der Einatmung liegst du einfach entspannt, lässt alle Anspannung los. Bei der Ausatmung versuchst du sanft, deinen Beckenboden zu fokussieren und anzuspannen. Gleichzeitig ziehst du deine Sitzbeinhöcker leicht zusammen, dein Schambein strebt Richtung Bauchnabel, deine Hüftknochen ziehen zueinander und dein unterer Rücken drückt automatisch leicht in die Matte. Jetzt hebst du zusätzlich deine Hüfte, kommst in deine Bridge-Position und spannst dein Gesäß an. Bei der nächsten Einatmung kommst du wieder in deine Ausgangsposition, führst deine Hüfte zurück zum Boden und entspannst deine Muskeln.

Gönne dir hier in deinem Atemrhythmus 15 Wiederholungen ganz fokussiert und langsam.

4. Übung • Seitenlage mit Faust

Komme in Seitenlage auf deine Matte oder einen Teppich. Stütze mit der Hand deinen Kopf und winkele deine Knie leicht an. Jetzt ballst du mit der oberen Hand eine Faust und stellst sie vor dir in den Boden (siehe Abbildung).

Bei deiner Einatmung liegst du entspannt auf der Seite. Und bei der Ausatmung fokussierst du deinen Beckenboden, lässt ihn nach innen streben, dein Bachnabel zieht leicht Richtung Wirbelsäule, deine Hüftknochen ziehen zueinander. Jetzt presst du mit deiner Faust fest in den Boden.

Beobachte mal, was bei dem Pressen in deiner Körpermitte passiert. Du spannst hier automatisch deinen kompletten Korsettmuskel an. Und das ist auch schon der erste Schritt, unsere Rektusdiastase zu schließen. Also eine wundervolle Kombination für eine gesunde und effektive Rückbildung.

Bitte wiederhole diese Übung 10× pro Seite.

Beckenbodentrainings für die Rückbildung:

https://youtube.com/playlist?list=PLwrma1fI-MaiJoS0zSRnq9pK-BnFAfrrRo&si=seHXdwJ-CtjwO7XBV

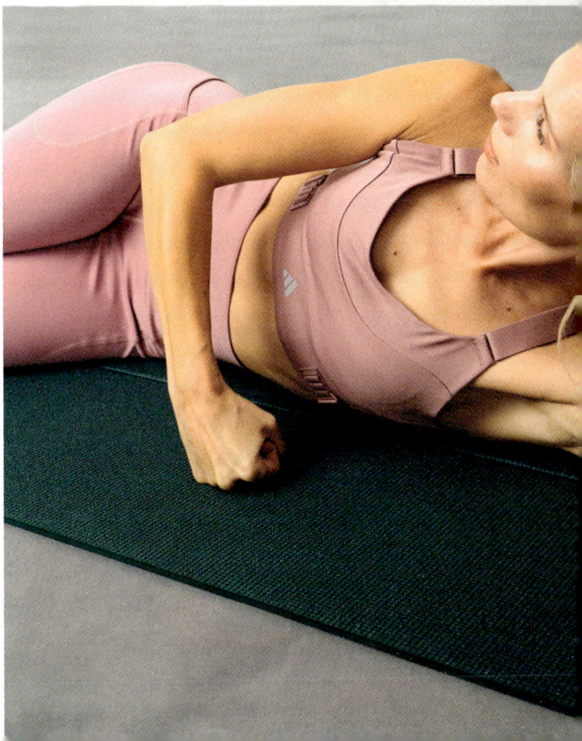

BECKENBODENTRAINING IM ALLTAG

Aber was, wenn unser Mama-Alltag mal kein Training zulässt, es uns eher kostbare Zeit raubt und uns stresst? Natürlich empfehle ich dir, so oft wie möglich ein Training zu absolvieren, auch wenn es nur ein paar wenige Minuten am Tag sind. Als Mama weiß ich, dass manchmal einfach andere Dinge dazwischenkommen können. Wie du deinem Beckenboden und deiner Tiefenmuskulatur trotzdem etwas Gutes tun kannst, erfährst du jetzt:

Meine Tipps für den Alltag:

- Stelle dich öfter am Tag auf deine Zehenspitzen. Das aktiviert unseren Beckenboden automatisch und du kannst es am Wickeltisch machen, wenn du dich um dein Baby kümmerst. Oder du läufst beim Aufräumen auf Zehenspitzen durch die Wohnung.
- Putze deine Zähne morgens und abends auf einem Bein und übe dich in der Balance. Dadurch stärkst du automatisch deine Tiefenmuskulatur und deinen Beckenboden.
- Richte dich mehrmals am Tag ganz bewusst auf, denn eine aufrechte Körperhaltung hat einen positiven Einfluss auf unser Erscheinungsbild des Bauches, die Spannung in der gesamten Körpermitte und den Beckenboden.
- Halte mehrmals am Tag inne und gönne dir ein paar tiefe und nährende Atemzüge. Das versorgt dich, deinen Körper und dein Gehirn mit ausreichend Sauerstoff und hilft dir durch herausfordernde Tage.

Meine persönliche Anleitung für eine aufrechte Haltung. Probiere es gerne direkt aus:

- Stelle deine Füße hüftbreit auseinander, deine Fußspitzen zeigen ganz leicht nach außen.
- Deine Knie sind minimal gebeugt und rotieren nach außen.
- Dein Becken ist neutral, wobei du dein Schambein leicht nach vorne ziehst und somit einen geraden unteren Rücken spürst. Dein Bauchnabel zeiht leicht zur Wirbelsäule.
- Jetzt ziehe deine Schulterblätter leicht zusammen und strecke die Brust raus.
- Deine Schultern sind entspannt und sie ziehen weg von den Ohren.
- Ziehe dein Kinn ganz minimal zum Brustkorb und stelle dir vor, jemand würde dich am Scheitelpunkt leicht nach oben ziehen.

Et voilà! Das ist deine aufrechte Haltung. Fühlt sich gut an, oder?

Ich hoffe, meine Tricks helfen dir auch in stressigen Zeiten, etwas für dich zu tun. Auch wenn es nur etwas Kleines ist.

Da ich dir jetzt Tipps gegeben habe, die deinen Beckenboden im Alltag stärken und gut für dich sind, schreibe ich dir jetzt auch noch ein paar Dinge auf, die deinem Beckenboden schaden und die du im Alltag unbedingt vermeiden solltest.

- Durch falsches Verhalten im Alltag kannst du deinen Beckenboden nämlich stark belasten:
- starkes Pressen auf der Toilette
- körperliche Belastung (schweres und vor allem falsches Heben)
- zu viel Gewicht tragen (wenn es möglich ist, sollte in den ersten Wochen nach der Geburt eher dein Partner bzw. deine Partnerin das Baby in der Trage tragen)
- schlechte Körperhaltung
- zu intensives Training mit zu hohen Gewichten, zum Beispiel beim CrossFit
- starkes Übergewicht

ERFOLGSBERICHTE VON MAMAS

In diesem Abschnitt findest du wundervolle, persönliche Geschichten von Mamas, die ihre Erfolge mit der Rückbildung des Beckembodens geteilt haben.

JESSI, 35 Jahre, Mutter von zwei kleinen Jungs, liebt Sport und Reisen:

> *„Vor meinen Schwangerschaften habe ich Marathon und Triathlon gemacht und dahin wollte ich gern zurück. Weil mein Partner beruflich in die USA musste, sind wir als Familie mit, als unser Baby 4 Wochen alt war. Ich brauchte eine Online-Lösung für die Rückbildung! Die Rückbildungsvideos von Kaya Renz, die sich so gut kombinieren lassen, und das anschließende eBook ‚Get in Shape' haben dazu geführt, dass mein Beckenboden wieder komplett stark ist! Den ersten Halbmarathon konnte ich jetzt auf Hawaii unter 2 Stunden laufen! Vielen, vielen Dank!"*

KATJA, 36 Jahre, stolze Mama von zwei wundervollen Mädels:

> *„Ich habe ca. 8 Wochen nach der Geburt meiner zweiten Tochter mit deinen Videos zur Rückbildung begonnen und von da an fast täglich mit Kaya Renz trainiert. Mein Beckenboden ist wieder stark, die Rektusdiastase geschlossen und vor allem sind die Schwangerschaftspfunde weg.*
>
> *Mittlerweile bin ich wieder bei meinen geliebten knackigen TRX-Workouts von Kaya angekommen! Also für mich ein Riesenerfolg."*

EDINA, 31 Jahre, liebt veganes Essen, Spaziergänge in der Natur und seit der Schwangerschaft Yoga:

> *„Ich habe es leider sehr unterschätzt, wie eine Schwangerschaft und die Geburt den Beckenboden beanspruchen. Daher habe ich nach der Geburt großes Augenmerk auf die Rückbildung und ein schonendes Training gelegt. Kayas Workouts haben mich schon in der Schwangerschaft begeistert und mir anschließend sehr geholfen wieder in Form zu kommen. Mein Beckenboden ist fest und langen Spaziergängen steht absolut nichts mehr im Weg!"*

KRISTIN, Mama von drei Kids, liebt Kraftsport und läuft Marathon:

> *„In den letzten 4 Jahren habe ich 3 Kinder bekommen. Ich selbst bin eher klein (166 cm) und schlank, mein Mann ist sehr groß und war selbst ein kräftiges Baby. Das haben unsere Jungs (leider) geerbt. Der 1. hatte einen Kopfumfang von 38 cm bei der Geburt, der 2. hat dann über 4 kg gewogen und war 58 cm lang. Der 3. ging dann mit 55 cm und 3700 g sogar. Die ersten beiden Geburten haben zudem sehr lange gedauert, was meinem Beckenboden zusätzlich geschadet hat. Während der Schwangerschaften habe ich zwischen 13 und 17 kg zugenommen, hatte jedes Mal einen Riesenbauch und sehr viel Fruchtwasser.*
>
> *Da unsere Familienplanung jetzt abgeschlossen ist, wollte ich unbedingt alles für einen starken Beckenboden tun, um wieder regelmäßig Sport machen zu können ohne Einschränkungen. Bewegung tut mir gut und ist für mich der perfekte Ausgleich zum Mama-Alltag! Nach meiner dritten Geburt habe ich mit Kayas YouTube-Videos angefangen und nach der Rückbildung mit den postnatalen Workouts weitergemacht. Vor allem ihre Pilates-Videos fand ich super! Ich war supermotiviert, habe es durchgezogen, 5× die Woche zu trainieren, immer wenn ich kurz Zeit hatte.*
>
> *Was soll ich sagen, mein Beckenboden fühlt sich toll an. Besser als nach den ersten beiden Geburten. Bereits 6 Monate post partum gehe ich wieder regelmäßig laufen, kann Übungen mit Gewichten machen und konnte sogar letztens Trampolin springen, was nach den ersten beiden Geburten nicht möglich war!*
>
> *VIELEN DANK DAFÜR!!"*

MICHAELA, 34 Jahre, Mama einer kleinen Abenteurerin, liebt Reisen, Fotografie, Sport & leckeres Essen:

> *„Ich habe Kayas YouTube-Kanal genau zur rechten Zeit entdeckt, als ich mich auf meine erste Rückbildungs-Stunde einstimmen wollte. Die ersten Videos, die ich fand, waren so was von lahm, dass ich dachte: ‚Oje, Oma-Sport'. Dann fand ich ihre Videos und habe direkt gestartet und auch eine Freundin angesteckt – alle Videos sind ‚durchgeturnt' und wurden zu einer tollen morgendlichen Routine! Die Erfolge kamen schnell, sodass ich mich heute, 5 Monate nach der Geburt, genauso wohl und fit fühle wie zuvor. Ich bin sehr dankbar für den wertvollen Content!"*

LAVIE, 30 Jahre, Mama vom 7 Monate alten Till:

> *„Hätte ich gewusst, wie viel Spaß ich (und mein Sohn beim Zuschauen) mit Kayas Rückbildungsvideos habe, hätte ich viel früher mit ihrem Trainingsplan (eBook ‚Fit nach der Geburt') begonnen. Bereits nach drei Wochen habe ich eine Stärkung meines Beckenbodens gespürt und litt nicht mehr unter dem Problem des Nachtröpfelns. Danke!"*

2

Die Bedeutung der Rektusdiastase verstehen

Erläuterung der Rektusdiastase und ihre Auswirkungen auf den Körper • Tipps zur Prävention und Minimierung der Rektusdiastase während der Schwangerschaft • Der Selbsttest! • Angeleitete Rektusdiastaseübungen • Erfolgsberichte von Mamas

REKTUSDIASTASE

Wenn es dir wie mir geht, hast du vor deiner Schwangerschaft nichts oder sehr wenig zum Thema Rektusdiastase gehört. In den meisten Fällen hören wir eigentlich erst im Rückbildungskurs etwas davon und wissen erst mal gar nicht, wie das einzuordnen ist. Genau wie bei dem Thema Beckenboden möchte ich dir die wichtigsten Fakten erklären, damit du verstehst, wie sinnvoll und wichtig eine Schließung und Heilung der Rektusdiastase ist.

Wie bereits im vorigen Kapitel werde ich zu Beginn etwas theoretisch. Es ist mir sehr wichtig, dass du erkennst, warum eine Schließung und Heilung essenziell für deinen Körper ist. Außerdem zeige ich dir die besten Rektusdiastaseübungen für die Rückbildung nach der Geburt und gebe dir Tipps für deinen Alltag während und nach der Schwangerschaft.

Rektusdiastase bedeutet das Auseinanderstehen der geraden Bauchmuskeln. Die Linea alba ist das Bindegewebe, das zwischen unseren geraden Bauchhälften verläuft. Dieses wird gedehnt und dadurch dünner, schwächer und verliert die haltende Funktion. Es bildet sich ein Spalt, den man sehen und fühlen kann.

In der Schwangerschaft macht unser Körper Platz für unser heranwachsendes Baby. Dadurch wächst unser Bauch enorm. Unsere geraden Bauchmuskeln driften auseinander, die Linea alba wird sehr weich und unsere Organe verschieben sich. Das ausgeschüttete Hormon Relaxins trägt einen großen Teil dazu bei und macht unser Bindegewebe und unseren gesamten Körper sehr weich. Es schützt dadurch Haut, Muskeln und Faszien vor dem Reißen und Überdehnen.

Nach der Geburt, ob vaginal oder per Kaiserschnitt, bildet sich der Bauch langsam wieder zurück. In den ersten Tagen nach der Geburt finden unsere Organe langsam wieder den richtigen Platz – und das kann manchmal zu Verdauungsproblemen führen. Bitte sorge dich nicht. Das ist normal und regelt sich von ganz alleine. Allmählich regeneriert sich wieder unser Bindegewebe und unsere geraden Bauchmuskeln wandern zueinander. Dieser Prozess benötigt aber Zeit und Vorsicht. Bitte schenke deinem Körper auch wieder mindestens 10 Monate, um vollständig heilen und regenerieren zu können.

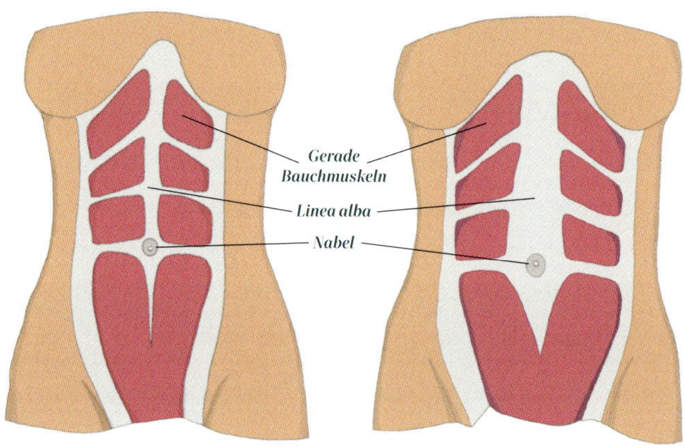

Die meisten Frauen weisen direkt nach der Geburt eine Rektusdiastase auf, wobei der Bauchspalt unterschiedlich breit und lang sein kann: Im Schnitt ist die Rektusdiastase 2 bis 10 cm breit und 12 bis 15 cm lang.

Allerdings spricht man aus medizinischer Sicht erst von einer Rektusdiastase, wenn der Spalt mehr als 2 Finger oder 2,7 cm breit ist. Neben der Breite ist jedoch auch die Tiefe und die Beschaffenheit des Bindegewebes entscheidend.

Selten heilt eine Rektusdiastase nach der Geburt wieder komplett von allein ab. Nur durch gezieltes Training der queren und schrägen Bauchmuskeln wird die Rektusdiastase geschlossen. Wenn zu früh mit den falschen Übungen und Bewegungen begonnen wird, kann es langfristig zu Rückenschmerzen, Beckenbodenschwäche, Sportbeeinträchtigungen, Haltungsschwäche und Instabilität im Lendenbereich (unterer Rücken) kommen.

Ich habe die Öffnung an meiner Bauchmitte ungefähr in der 20. Schwangerschaftswoche das erste Mal bemerkt. Beim Heben meines Kopfes und beim

Aufrollen aus dem Bett formte sich mein Bauch kegelförmig nach oben. Ab diesem Zeitpunkt habe ich mich intensiv mit dem Bauchspalt und dessen Heilung nach der Geburt beschäftigt. Ich befolgte brav ein paar Regeln, setzte mich ausschließlich Körpermitte schonend auf und verbot mir das schwere Heben. Training der geraden Bauchmuskeln war für mich bereits mit Beginn des 2. Trimesters tabu und ich stellte meine Workouts kreativ um.

Nach der Geburt von Yoko war meine Rektusdiastase wie bei den meisten Frauen breit, weich und offen. Aber nach viel Ruhe und Liegen im Wochenbett (14 Tage) konnte meine Hebamme nur noch 2,5 Finger messen. Als Erstes stärkte ich dann meinen Beckenboden mit effektiven Rückbildungsübungen, denn ein starker Beckenboden unterstützt die Schließung der Rektusdiastase enorm. Sobald ich meinen Beckenboden fokussieren, anspannen und diese Anspannung auch halten konnte, startete ich sanft mit Übungen für die tiefe quere und schräge Bauchmuskulatur.

Mein tiefes Muskelsystem arbeitete bereits wenige Wochen später wieder funktionell stabilisierend in meiner Körpermitte. Allerdings schloss sich mein Bauchspalt erst wieder komplett, nachdem ich Yoko abstillte. Fast zwei Jahre habe ich daher keine „normalen“ Bauchworkouts absolviert. Crunches und Sit-ups haben sich einfach nie gut angefühlt und ich spürte, dass meine Körpermitte viel Zeit für die Regeneration benötigte. Zwei Jahre klingen für dich jetzt bestimmt erst mal sehr viel und ich will dich keineswegs schockieren, aber nach der Geburt solltest du mit deinem Körper geduldig sein. Und ich nehme dir die Angst: Das bedeutet nicht, dass du mit vielen Babypfunden und einem runden Bauch für Monate ausharren musst. Von außen sehen wir meistens wieder schnell in Form aus, aber für unser Inneres sollten wir ein paar wichtige Regeln befolgen.

Die Entstehung einer Rektusdiastase ist in der Schwangerschaft ab der 20.SSW normal und entsteht bei ALLEN Frauen. Die Ausprägung kann jedoch unterschiedlich stark sein.

TIPPS ZUR PRÄVENTION UND MINIMIERUNG DER REKTUSDIASTASE WÄHREND DER SCHWANGERSCHAFT

Rektusdiastase in der Schwangerschaft vorbeugen. Ist das möglich?

Generell ist eine Rektusdiastase keine Seltenheit. Statistisch gesehen haben etwa 60 Prozent aller Mütter nach der Geburt einen Spalt zwischen ihren geraden Bauchmuskeln. Begünstigt wird dieser durch eine schwache Bauchmuskulatur, da die einzelnen Muskelstränge in diesem Fall leichter auseinanderweichen können. Ist die Bauchmuskulatur vor der Schwangerschaft trainiert und stark, so ist das Risiko etwas geringer. Aber eine Garantie gibt es leider nicht.

Besonders häufig sind Frauen betroffen, die bereits schwanger waren und Frauen, die Mehrlinge erwarten. Auch ein Baby mit hohem Geburtsgewicht kann eine Rektusdiastase fördern, da der Bauch der werdenden Mutter dann meistens auch größer ist.

Selbstverständlich sind nicht nur Mamas von einer Rektusdiastase betroffen. Frauen, die nicht schwanger waren, und Männer können genauso betroffen sein, nur die Ursache ist in diesen Fällen eine andere. Dazu zählen starkes Übergewicht, Bauch-OPs und „falsches“ Verhalten, wie zum Beispiel falsches Training mit zu hohen Gewichten. Wusstest du, dass wir alle mit einer Rektusdiastase geboren werden, die sich in der Regel im Alter von 3 Jahren schließt? Bei einigen Menschen – schätzungsweise 30 % der Bevölkerung – schließen sich die Muskeln jedoch nicht. Während das bei den meisten Kindern an einer Kombination aus Genetik und Glück liegt, führen bei anderen Entwicklungsverzögerungen dazu, dass die Lücke offen bleibt.

Eine Rektusdiastase lässt sich in der Schwangerschaft nicht komplett vorbeugen, da es eine physiologische Sache ist. Aber du kannst ein paar Tipps beachten, damit sie nicht zu groß wird.

- Kein schweres Heben: Du solltest, wenn möglich, nicht schwer heben (max. 10 kg). Beim Heben entsteht Druck im Bauch, der gegen die Bauchmuskeln drückt und so das Auseinanderweichen fördern kann. Falls du bereits ein Kind hast, das du öfters heben musst, beachte bitte Folgendes: Vermeide das Heben mit gestreckten Beinen aus dem Rücken heraus. Bitte begib dich in eine Ausfallschritt-Position und dein Rücken bleibt gerade. So vermeidest du zu viel Druck auf deine Körpermitte.
- Spätestens ab der 20. SSW solltest du auf Bauchmuskeltraining, besonders der schrägen Bauchmuskeln, umsteigen. Ich empfehle dies sogar ab Beginn des 2. Trimesters.

- Bei geraden Bauchmuskelübungen wie Sit-ups oder Crunches entsteht Druck im Bauchraum, der gegen die Bauchdecke drückt und die Linea alba belastet. Bitte streiche diese Übungen von deinem Trainingsplan.
- Aktiviere dein Muskelkorsett bei körperlicher Belastung: Deine tiefe Bauchmuskulatur, die die geraden Bauchmuskeln in Form hält, kannst du aktivieren, indem du den Bauchnabel sanft nach innen ziehst.
- Immer Körpermitte schonend aufstehen und ablegen. Bitte denke IMMER daran! Einfach über die Seite diese Bewegung ausführen.

Nach dem Wochenbett und einer Schonzeit, insgesamt 6–8 Wochen (nach einem Kaiserschnitt 8–10 Wochen), solltest du mit gezielten Übungen zur Rückbildung beginnen. Du solltest nun unter Anleitung deinen Beckenboden und deine Bauchmuskulatur trainieren. Du startest zuallererst mit der Stärkung des Beckenbodens und legst dann den Fokus

Symptome einer Rektusdiastase:

- Sichtbare Beule oder Lücke entlang der mittleren Linie des Bauchs – vor allem sichtbar, wenn man sich nach vorne lehnt oder die Bauchmuskeln anspannt.
- Ein nach außen gestülpter Bauchnabel.
- Rückenschmerzen, da die geschwächten Bauchmuskeln zu einer Überbelastung der Rückenmuskulatur führen können.
- Schmerzen beim Training der Bauchmuskeln.
- Instabilität des Beckens.
- Verdauungsprobleme wie Blähungen oder Verstopfungen.
- Nabelbruch: Gewebe stülpt sich am Nabel durch ein Loch in der Bauchdecke.
- Harninkontinenz beim Husten, Niesen oder Lachen, da die Rektusdiastase den Druck auf die Beckenmuskulatur erhöht.
- Beckenbodenschwäche wie Inkontinenz, Fehlhaltungen im unteren Rücken und häufige Blasenentzündung sowie Harndrang.

auf die Rektusdiastase. (Eine Schritt-für-Schritt-Anleitung findest du in Kapitel III: **3. Rückbildung und postnatale Workouts für frischgebackene Mütter**.)

Dabei ist wichtig, dass vor allem die tiefe quere Bauchmuskulatur (Korsettmuskel/Transversus-Muskel) und die schräge Bauchmuskulatur trainiert werden. So wie in der Schwangerschaft sollte auch nach der Geburt die gerade Bauchmuskulatur ausgespart werden, damit kein Druck im Bauchraum entsteht, durch den das Ausheilen der Rektusdiastase verhindert werden kann.

„Übungen im Vierfüßlerstand werden oft als sehr unangenehm empfunden, da in dieser Position die Organe gegen die weiche Bauchdecke drücken. Bitte führe Übungen im Vierfüßlerstand nur aus, wenn du die Grundspannung in deiner Körpermitte halten kannst und keine Schmerzen hast.

Nach heutigem Stand ist das vorrangige Ziel, genug Spannung über der Rektusdiastase aufzubauen und somit den Körper wieder zu stabilisieren. Das Schließen des Bauchspaltes spielt eher eine untergeordnete Rolle. Für viele Frauen ist es besonders aus optischen Gründen wichtig, dass der Spalt an der Linea alba kleiner wird oder sich sogar verschließt. Aus gesundheitlicher Sicht ist es wichtiger, dass ausreichend Spannung in der Körpermitte aufgebaut wird, um gesundheitlichen Probleme vorzubeugen oder diese wieder loszuwerden. Meist verursacht eine Rektusdiastase, die kleiner als 2 Querfinger ist und sich hauptsächlich um den Bauchnabel befindet, keine Beschwerden.“

Quelle: Julia Ronnenberg, Hebamme

REKTUSDIASTASE: DER SELBSTTEST

Wir ertasten jetzt gemeinsam die Breite und Tiefe deines Bauchspaltes. Das kannst du entspannt zu Hause auf einer Sportmatte oder deinem Teppich tun.

Lege dich dazu Körpermitte schonend über die Seite in Rückenlage und stelle deine Füße hüftbreit auf. Jetzt ertasten wir die Stabilität des Bindegewebes (Linea alba) mit beiden Zeige- und Mittelfingern. Wir starten oben am Rippenbogen, über den Bauchnabel bis nach unten zum Schambein. Sanft und langsam drückst du deine Finger in deinen Spalt und ertastest die Tiefe der Linea alba. Wenn deine Geburt noch nicht so lange zurückliegt, fühlt sich wahrscheinlich alles noch sehr weich und offen an. Aber vielleicht spürst du auch jetzt schon ein paar festere Abschnitte und deine Finger werden wie von selbst aus dem Spalt geschoben. Das nennt man auch Trampolineffekt.

Bei den meisten Frauen ist der Bereich um den Bauchnabel herum noch sehr weich und genau hier ertasten wir jetzt auch die Breite unserer Rektusdiastase. Dafür legst du zwei Finger, gern Mittel- und Zeigefinger, längs nach unten zum Schambein zeigend in deine weiche Stelle oberhalb des Bauchnabels. In dieser Position hebst du ganz minimal deinen Kopf, damit deine Bauchmuskeln anspringen und du sie ertasten kannst. Bitte mache auf keinen Fall eine Crunchbewegung oder hebe deinen Kopf komplett, das würde das Ergebnis verfälschen. Jetzt legst du sanft deinen Kopf wieder ab und schaust mal, wie viele Finger in deinen Bauchspalt passen. Einer, zwei, drei, vier oder sogar deine ganze Faust?

Wenn du jetzt auf Bauchnabelhöhe deine Breite ertastet hast, mache das gerne auch nochmals in deinem Unterbauch, wenn du vermutest, dass dein unterer Bauch auch noch etwas weich und offen ist.

Zum Schluss ertasten wir unsere Rektusdiastase nochmal unter Grundspannung unseres tiefen Muskelsystems. Dafür legst du deine Finger wieder nach unten zeigend in deine weiche Position und aktivierst von unten deinen Beckenboden, indem du von hinten nach vorne deine Körperöffnungen schließt und Richtung Bauchnabel ziehst. Jetzt ziehst du ganz sanft den Unterbauch, den Mittelbauch und den Oberbauch Richtung Wirbelsäule. Unter dieser Grundspannung hebst du nochmal ganz minimal deinen Kopf. Du solltest spüren, dass das Gewebe unter deinen Fingern deutlich fester ist. Vielleicht merkst du sogar, dass einer oder ein halber Finger weniger in deinen Spalt passen. Das ist ein sehr gutes Zeichen dafür, dass dein tiefes Muskelsystem schon wieder funktionell stabilisierend in deiner Körpermitte arbeitet.

Taste nicht zu häufig nach der Größe deiner Bauchspalte. Alle 6–8 Wochen reicht vollkommen aus.

Rektusdiastase ertasten Videoanleitung:

https://www.youtube.com/watch?v=EI1ABy3fdeI

Das solltest du nach der Geburt unbedingt beachten:

Nach der Geburt sind Zeit, Ruhe und effektive Rückbildungsübungen essenziell für die Heilung und Schließung deiner Rektusdiastase. Aber es gibt auch einige Dinge, die du in deinem Alltag beachten kannst und die dir helfen. Sie werden dich mit Sicherheit an die oben genannten Punkte erinnern. Wenn du sie bereits in deiner Schwangerschaft umgesetzt hast, wird es dir jetzt umso leichter fallen.

Vermeiden solltest du:

- Schweres Heben: Du solltest, wenn möglich, nicht schwer heben (max. 10 kg). Beim Heben entsteht Druck im Bauch, der gegen die Bauchmuskeln drückt und so das Auseinanderweichen fördern kann. Falls du bereits ein Kind hast, das du öfters hebt musst, beachte bitte Folgendes: Vermeide das Heben mit gestreckten Beinen aus dem Rücken heraus. Bitte begib dich in eine Ausfallschritt-Position und dein Rücken bleibt gerade. So vermeidest du zu viel Druck auf deine Körpermitte.
- Aus dem Liegen immer über die Seite aufstehen: Rolle dich zuerst zur Seite, stütze dich mit der Hand ab und drücke dich in die Sitzposition. Genauso auch beim Hinlegen!
- Bitte absolviere deine Rückbildungsübungen mindestens 3–5× pro Woche. Baue dir kleine Inseln der Ruhe und Zeit für dich. Dein Körper wird es dir danken.
- Trainiere gezielt deine tiefe und schräge Bauchmuskulatur und verzichte auf Aktivitäten wie Joggen, Trampolinspringen oder Kraftsport mit hohem Gewicht.
- Um das zu starke Pressen beim Toilettengang zu vermeiden, ernähre dich gesund und verdauungsfördernd. Eine nährstoffreiche und ausgewogene Ernährung ist außerdem essenziell für die Heilung des Bindegewebes.
- Achte stets auf eine aufrechte Haltung. Richte dich bewusst mehrmals am Tag auf.

Merke: *Während der Stillzeit (hormonell bedingt) schließt sich die Rektusdiastase viel langsamer. Manchmal sogar erst komplett nach dem Abstillen.*

Ernährungstipps für ein gesundes und festes Bindegewebe:

Wichtig für eine geschlossene Rektusdiastase ist eine feste, stabile Linea alba. Auf den vorigen Seiten bin ich darauf eingegangen, welche Verhaltensweisen und Bewegungsabläufe eine Heilung begünstigen. Aber auch eine gesunde ausgewogene Ernährung festigt dein Bindegewebe und hat somit Einfluss auf die Schließung der Rektusdiastase.

Meine wichtigsten Tipps für dich:

- Flüssigkeit in Form von stillem Wasser und ungesüßten Kräutertees halten unsere Faszien feucht und elastisch. Eine Flüssigkeitsaufnahme von 1,5 bis 2,5 Liter am Tag ist sehr wichtig, um das Gewebe ausreichend zu versorgen und ein Austrocknen zu verhindern.
- Für die Kollagenherstellung und damit auch für das Bindegewebe wird insbesondere die Aminosäure Lysin benötigt. Gute Quellen des essenziellen Proteinbausteins sind Milchprodukte, Vollkornprodukte, Walnüsse, Quinoa, Buchweizen und Erbsen.
- Zudem ist eine ausreichende Zufuhr an Eiweiß für ein festes Bindegewebe wichtig. Dieser Nährstoff ist notwendig für den Muskelaufbau und sorgt für straffe Konturen. Versuche daher, zu jeder Mahlzeit eiweißreiche Lebensmittel zu essen. Zum Beispiel: Sojabohnen, Erbsen, Hülsenfrüchte, Fleisch, Fisch, Eier, Erdnüsse und Milchprodukte.
- Fülle deinen Teller immer zur Hälfte mit Gemüse und esse zwei Portionen Obst pro Tag. Hier steckt viel Vitamin C drin. Dieses Vitamin ist am Aufbau vom Bindegewebe beteiligt. Dadurch sorgt es für ein festes Grundgerüst und straffe Haut. Viel Vitamin C ist beispielsweise in Brokkoli, Kohl, Paprika, Kiwi, Beerenobst und Zitrusfrüchten.
- Auch der Mineralstoff Zink, besonders in Kombination mit eiweiß- und Vitamin-C-reichen Speisen, wird für die Kollagenbildung benötigt. Zink ist in Fleisch, Milchprodukten, Haferflocken, Kürbiskernen und Vollkornprodukten enthalten.

- Iss Eigelb, Feldsalat, Paprika, Süßkartoffeln, Kürbis und Karotten, denn hier steckt viel Vitamin A drin. Dieses fettlösliche Vitamin ist wichtig zum Stabilisieren der Zellwände, wird zur Zellerneuerung benötigt und sorgt für eine glatte Haut.
- Für ein festes und flexibles Bindegewebe ist zudem der Mineralstoff Silizium wertvoll. Gute Lieferanten sind Hirse, Hafer, Obst und Gemüse.
- Insbesondere kaliumreiche Lebensmittel wie Nüsse, Aprikosen, Bananen, Trockenobst, Spinat und Kartoffeln wirken entwässernd und festigen das Unterhautgewebe.

Alle Lebensmittel auf einen Blick:

Vollkornprodukte, Buchweizen, Hirse, Hafer
Wallnüsse, Erdnüsse, Kürbiskerne
Bananen, Aprikosen, Kiwi, Beeren, Zitrusfrüchte, Trockenobst
Brokkoli, Kohl, Erbsen, Paprika, Feldsalat, Süßkartoffeln, Spinat, Karotten, Kartoffeln
Hülsenfrüchte, Sojabohnen, Quinoa
Milchprodukte, Fleisch, Fisch, Eier

ANGELEITETE REKTUSDIASTASEÜBUNGEN

Durch gezielte Rückbildungsgymnastik, bei der vor allem die innere Bauchmuskulatur trainiert wird, kannst du deine Körpermitte kräftigen und unterstützt das Schließen der Rektusdiastase. Die geraden Bauchmuskeln nähern sich wieder an und werden so in die richtige Zugrichtung gebracht, um ihre Funktionen zuverlässig auszuüben. Nach der Geburt benötigt dein Bauch eine langsame Herangehensweise, um wieder zu alter Form und Kraft zu finden. Bitte starte mit den folgenden Übungen 8–12 Wochen (bei einem Kaiserschnitt 10–14 Wochen) nach deiner Geburt, nachdem du bereits deinen Beckenboden gestärkt hast. Bitte besprich den Start unbedingt mit deiner Hebamme und lass dir von ihr das Go geben. Ich wünsche dir von Herzen viel Spaß beim Training!

So könnte zum Beispiel deine wöchentliche Rückbildungs-Routine mit dem Fokus auf die Rektusdiastase aussehen:

(Das ist keine Vorgabe, sondern soll dir liebevoll ein Beispiel für dein Zeitmanagement zeigen.)

MONTAG	15 Minuten Rektusdiastase-Training auf YouTube oder die unten beschriebenen Übungen
DIENSTAG	Dehnung und Flexibilität – 15–30 Minuten Stretching auf YouTube oder ein postnataler Yogakurs in deiner Nähe
MITTWOCH	60 Minuten Rückbildungskurs in deiner Nähe
DONNERSTAG	Restday
FREITAG	15–20 Minuten Rektusdiastase-Training auf YouTube oder die unten beschriebenen Übungen
SAMSTAG	Gönne dir Ruhe und Selbstfürsorge – 10–30 Minuten Meditation oder Affirmation auf YouTube oder einer Meditations-App
SONNTAG	Restday

Falls du dich nach viel Bewegung sehnst, gehe gerne täglich mit deinem Baby eine kleine Runde spazieren oder baue an deinen Restdays lange Spaziergänge mit Freunden ein.

1. Übung • Fokussierung

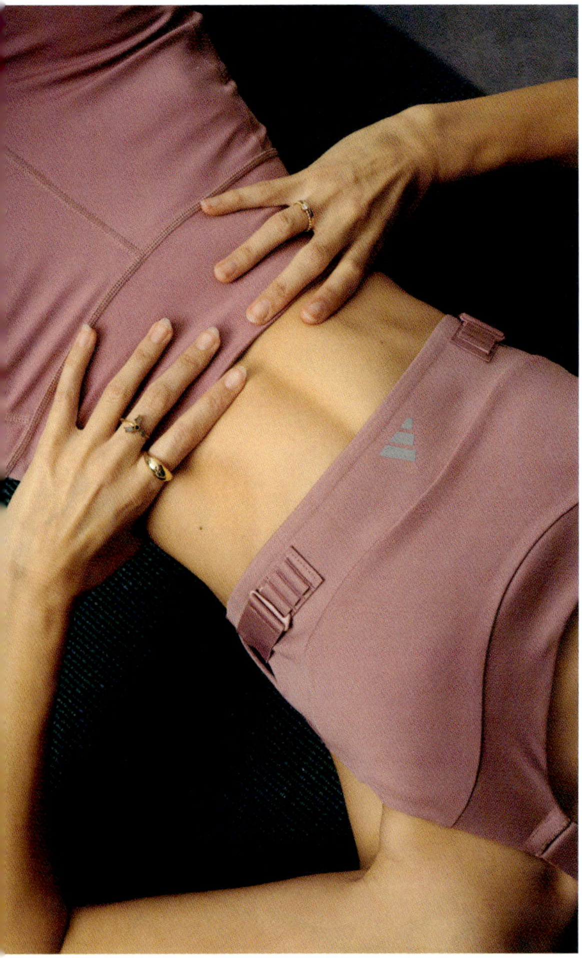

Komm über die Seite in Rückenlage und stelle deine Füße hüftbreit auf. Jetzt stelle dir vor, du legst einen kleinen Ball in deinen Bauchnabel. Hier atmest du ein und bei der Ausatmung probierst du, diesen Ball fest zu greifen und nach innen Richtung Wirbelsäule zu ziehen. (Anfangs kommt dir das vielleicht ein bisschen komisch vor: einen Ball mit dem Bauchnabel zu greifen. Wie bereits beim Beckenbodentraining ist das nur eine Hilfestellung für eine ganz kleine Bewegung.) Und jetzt legst du deine Hände um die Taille und solltest bei der Anspannung deinen Korsettmuskel (der liegt wie ein Gurt um deine Taille) spüren. Das ist der wichtigste Muskel für die Schließung deiner Rektusdiastase. Gönne dir zu Beginn viele Wiederholungen und fokussiere deine starke Körpermitte.

2. Übung

Wir gehen einen Schritt weiter und kombinieren Übung 1 mit der unteren seitlichen Bauchmuskulatur. Bei der Einatmung entspannst du alles. Bei der Ausatmung spannst du deinen Korsettmuskel an, ziehst den Bauchnabel vorsichtig Richtung Wirbelsäule, machst deine Körpermitte stark und hebst ein angewinkeltes Bein. Du ziehst also den Oberschenkel Richtung Bauch. Dein unterer Rücken sollte den Boden berühren und deine Körpermitte bleibt stark. Bei der nächsten Einatmung entspannst du wieder alles, kommst in deine Ausgangsposition und stellst deinen Fuß ab. Ausatmung: Wechsele die Seite. Bitte gönne dir in deinem Atemrhythmus 10 Wiederholungen pro Seite.

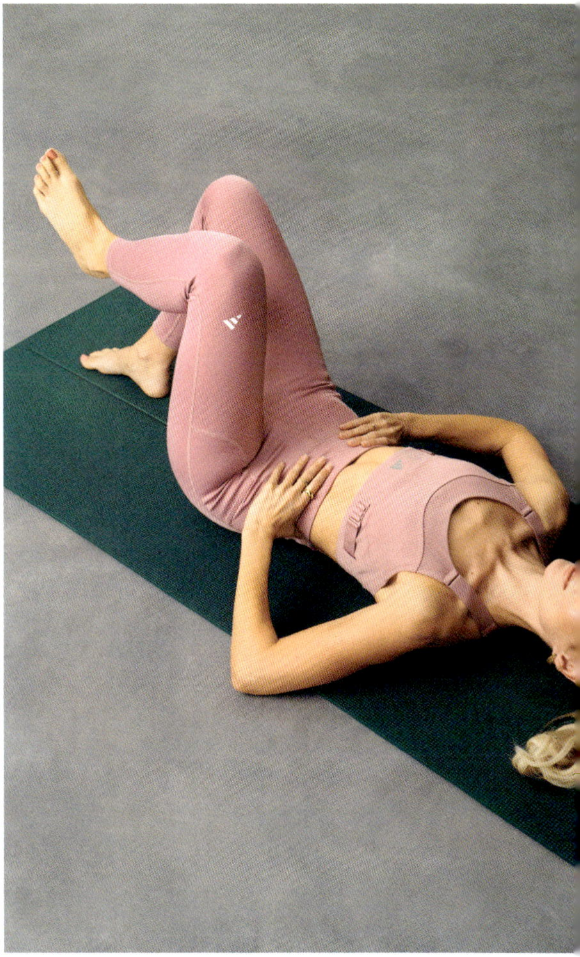

3. Übung

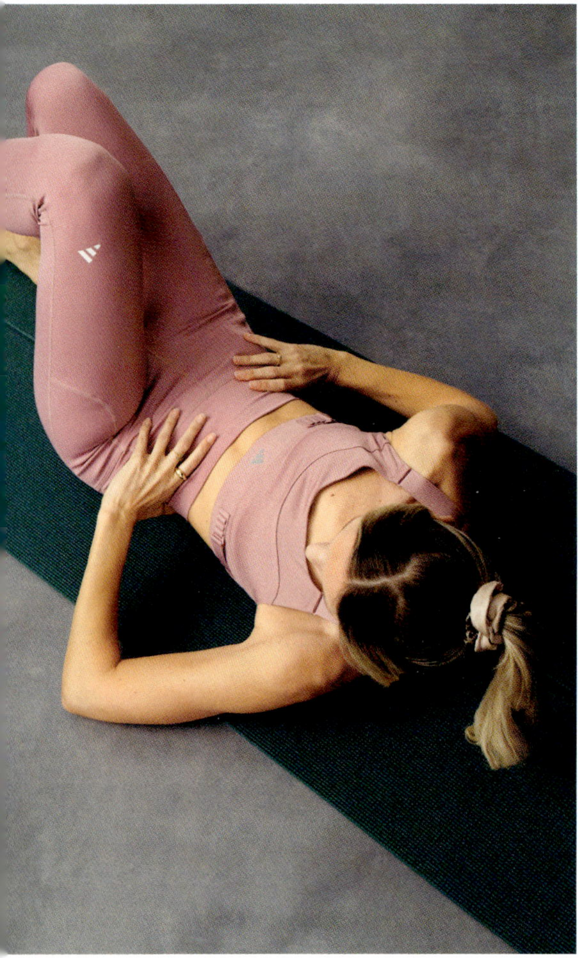

Und wir gehen noch einen Schritt weiter, indem wir zusätzlich unsere obere schräge Bauchmuskulatur aktivieren. Bei der Ausatmung spannst du nicht nur deinen Korsettmuskel an und hebst dein angewinkeltes Bein, sondern du ziehst deine gegenüberliegende Schulter leicht Richtung gehobenem Knie und hebst minimal deinen Kopf (siehe Bild). Bei jeder Ausatmung entspannst du wieder alles und kommst in deine Ausgangsposition. Fuß, Schulter und Kopf ablegen. Bei der Ausatmung wechselst du die Seiten. Bitte wiederhole diese Übung 10× pro Seite.

4. Übung • Rückenlage

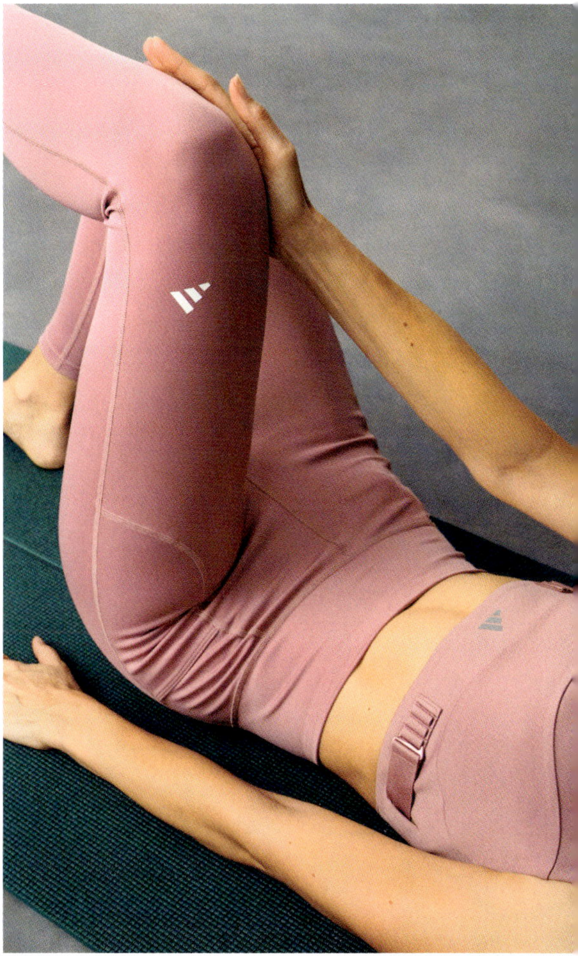

Komm über die Seite in Rückenlage und stelle deine Füße hüftbreit auf. Bei der Einatmung entspannst du alles und bei der Ausatmung aktivierst du deinen Korsettmuskel, ziehst deinen Bauchnabel leicht Richtung Wirbelsäule, dein unterer Rücken drückt automatisch in den Boden und jetzt hebst du dein angewinkeltes Bein und drückst mit der gegenüberliegenden Hand von innen gegen dein Knie. Du hältst kraftvoll mit deinem Knie dagegen und aktivierst dadurch automatisch deine seitliche Bauchmuskulatur, was du jetzt auch stark spüren solltest. Bei der Ausatmung legst du wieder alles ab, kommst in deine Ausgangsposition und entspannst dich. Bei der Ausatmung wechselst du die Seite, hebst dein anderes Bein und drückst mit der gegenüberliegenden Hand von innen gegen das Knie. Bitte führe diese Übung sehr langsam und fokussiert aus und schenke dir 10 Wiederholungen pro Seite.

5. Übung • **Seitstütz**

(für Fortgeschrittene: Du solltest die Grundspannung gut halten können)

Komm in Seitenlage, dein Unterarm liegt auf, und stell deinen oberen Fuß nach vorne auf die Matte. Ungefähr auf Beckenhöhe (siehe Abbildung). Deinen oberen Arm streckst du nach oben aus oder legst deine Hand in deine Taille. Bei der Einatmung entspannst du dich hier in dieser Ausgangsposition. Bei der Ausatmung aktivierst du deinen Beckenboden, ziehst deinen Bauchnabel leicht zur Wirbelsäule – deine Körpermitte ist stark – und du hebst deine Hüfte. Bei der nächsten Ausatmung kommst du wieder in deine Ausgangsposition, senkst die Hüfte ab und entspannst dich. Bei der Ausatmung wiederholst du die Übung. Bitte gönne dir 10 Wiederholungen pro Seite.

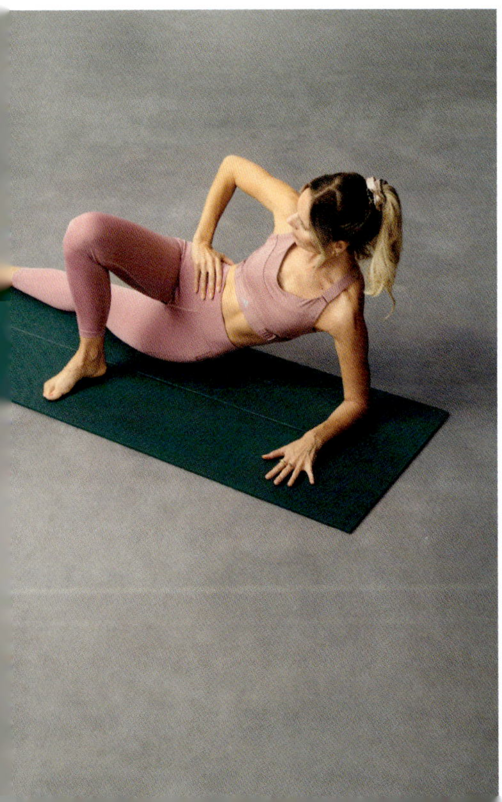

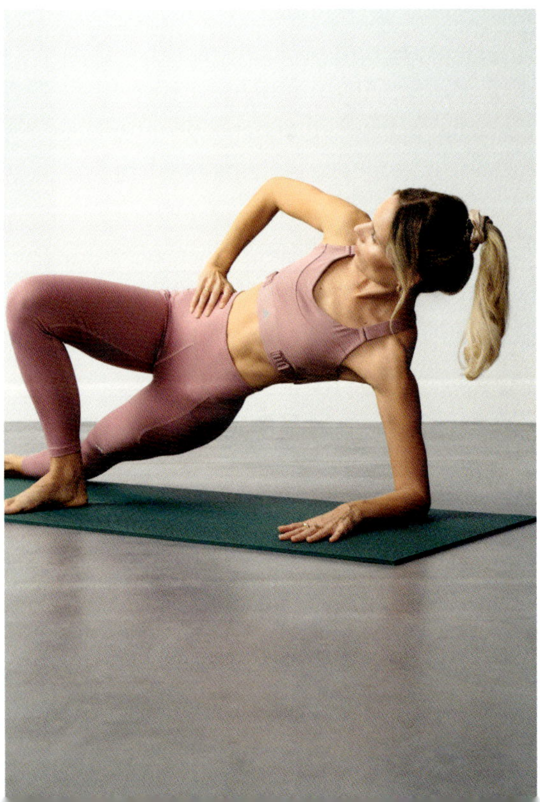

6. Übung • *Vierfüßler*

(Bitte nur ab einer Spaltbreite von unter 3 Finger absolvieren – und die Grundspannung sollte gut gehalten werden können.)

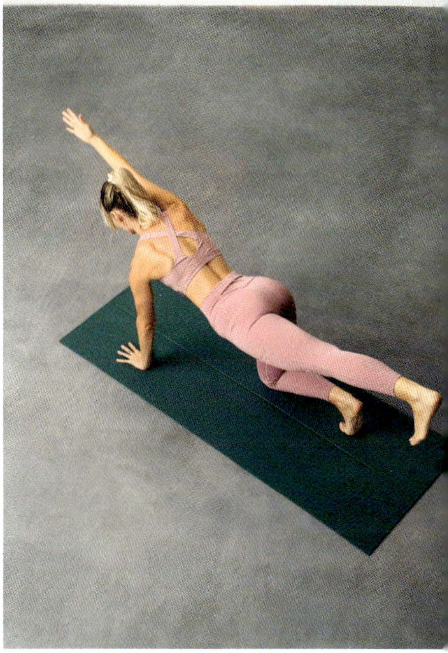

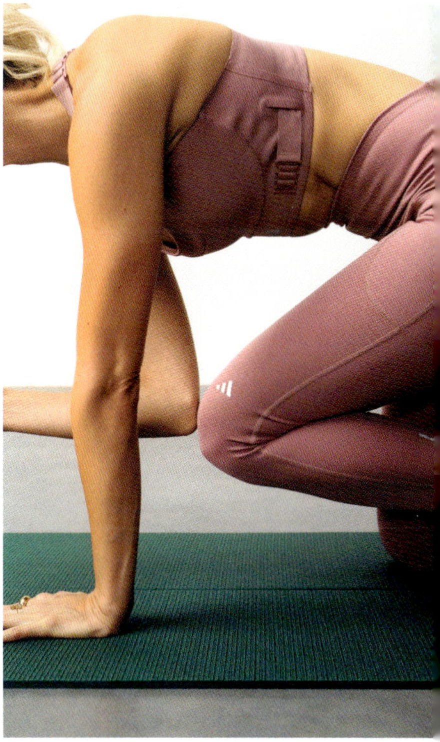

Bitte komme in deine Vierfüßler-Position. Positioniere deine Schultern in einer Linie über den Handgelenken und deine Hüfte über den Knien. Jetzt aktiviere deinen Beckenboden, ziehe den Bauchnabel leicht Richtung Wirbelsäule, ziehe deine Schulterblätter ein wenig zusammen und dein Nacken ist lang. Dein Blick geht nach unten vorne, zum Beispiel zum Mattenrand. Dein unterer Rücken ist gerade. Achte bitte unbedingt darauf, dass du keinesfalls ins Hohlkreuz fällst. Diese Grundspannung solltest du jetzt für den Rest der Übung halten.

Jetzt hebe ein ausgestrecktes Bein und den entgegengesetzten Arm. Bei der Einatmung ziehst du dich hier auseinander, deine Hüfte bleibt gerade nach unten ausgerichtet und deine Körpermitte ist stark. Bei der Ausatmung machst du eine Crunch-Bewegung und ziehst Knie und Ellenbogen zusammen (müssen sich aber nicht zwingend berühren). Bei der Einatmung streckst du dich wieder auseinander, hältst aber deine Grundspannung. Bei der Ausatmung wiederholst du den Crunch.
Bitte wiederhole diese Übung 10× pro Seite.

Rektusdiastase-Trainings:

https://youtube.com/playlist?list=PLwrma1fI-MaiKeFkjPJilZfgq2-r31FRQc&si=mxmJ6O-KAYcOBsKOl

WANN DÜRFEN DIE GERADEN BAUCHMUSKELN WIEDER TRAINIERT WERDEN?

„Die Frage, ob und wann man mit einer Rektusdiastase wieder die geraden Bauchmuskeln trainieren darf, ist nicht ganz einfach zu beantworten.

In den ersten Monaten nach der Geburt würde ich komplett auf Bauchmuskelübungen verzichten, wie Sit-ups, Crunches, das Klappmesser und Übungen mit langen Hebeln wie etwa dem Unterarmstütz. Das liegt unter anderem auch am Beckenboden, der noch sehr weich ist und der bei diesen Übungen stärkerem Druck ausgesetzt ist.

Sobald dein Beckenboden fest, deine Rektusdiastase geschlossen ist und keine Beule durch Druck am Bauch entsteht, darfst du vorsichtig probieren, auch wieder die geraden Muskeln zu trainieren. Bitte besprich dies ebenfalls mit deiner Hebamme oder deinem Frauenarzt bzw. deiner Frauenärztin."

Bitte achte bei der Ausführung unbedingt darauf, dass:

- du die tiefe Bauchmuskulatur dabei anspannst (Bauchnabel nach innen),
- du die Spannung bei der Übung halten kannst,
- keine Beule am Bauch entsteht durch den Druck, der von innen gegen die Bauchdecke besteht.

Quelle: Julia Ronnenberg, Hebamme

ERFOLGSBERICHTE VON MAMAS

In diesem Abschnitt findest du wundervolle, persönliche Geschichten von Mamas, die ihre Erfolge mit der Heilung ihrer Rektusdiastase geteilt haben.

JANA, 33 Jahre, Mama von 2 Jungs:

„Nach meiner ersten Schwangerschaft habe ich einen normalen sechswöchigen Rückbildungskurs besucht. Dieser fand 1× pro Woche in meiner Umgebung statt. Nach den 6 Wochen war meine Rektusdiastase leider nicht geschlossen und ich schaffte es auch Monate später nicht, da ich in meinem Mama-Alltag keine Zeit für Sport hatte. Leider litt ich dadurch unter ständigen Rückenschmerzen und konnte mein Baby kaum heben.

Relativ schnell wurde ich wieder schwanger, entdeckte dann die Trainings von Kaya auf YouTube und war begeistert. Endlich gab es für mich keine Ausreden mehr und ein kurzes Workout hat immer irgendwie reingepasst. Selbstverständlich absolvierte ich dann auch meine Rückbildung mit ihren kostenlosen Videos und schaffte es wirklich, meine Rektusdiastase nach der zweiten Schwangerschaft in wenigen Wochen zu schließen. WOW! Ich bin unendlich dankbar für dieses wertvolle Programm, das wundervoll in meinen Alltag passt und auf die Bedürfnisse von Mamas abgestimmt ist."

KATHARINA, 36 Jahre, Mama von Mats, liebt Sport – vor allem Handball:

„Ich bin Handballbundesligaschiedsrichterin und habe am 05.01.2021 meinen Sohn zur Welt gebracht. Ich habe die komplette Schwangerschaft mit Kaya Renz trainiert (bis einschließlich 3 Stunden vor dem Blasensprung).

Am 01.04.2021 bin ich wieder in der Bundesliga eingestiegen. Ich kann mich nur bei Kaya bedanken! Durch ihre tollen effektiven YouTube-Videos und ihre unendliche Motivation konnte ich nach der Geburt auf dem Level wie vor der Geburt und Schwangerschaft einsteigen. Meine Rektusdiastase, die nach der Geburt 3,5 Finger breit war, ist komplett geschlossen und ich fühle mich fit und stark!

Vielen, vielen Dank dafür."

WANDA, 42 Jahre, aus dem Allgäu, Mama von einem 2-jährigen Wirbelwind, liebt Sport in den Bergen:

„Da ich spätes Mama-Glück erfahren durfte, war es mir besonders wichtig, liebevoll mit meinem Beckenboden umzugehen. Im Hinblick auf meinen geliebten Sport wollte ich unbedingt wieder fit werden. Ich trainierte bereits in der Schwangerschaft fast täglich mit Kaya und freute mich immer auf Montag, wenn das neue Video online ging. Ich hatte weder Rücken- noch sonstige muskuläre Beschwerden in dieser Zeit. Im Wochenbett startete ich langsam mit kleinen Übungen und trainierte danach täglich meinen Beckenboden, mit großem Erfolg! Später kamen dann das Rücken- und Bauchworkout passend dazu. So konnte ich meinen Rektusdiastase-Spalt mit viel Geduld schließen und mich für die kommenden Aufgaben fit machen. Ich merkte im Übrigen sofort, wenn ich die Übungen mal zwei Tage nicht gemacht hatte. Wahnsinn, was das ausmachte, und es spornte mich an dranzubleiben. Meine Tochter war immer dabei und turnte später fleißig mit. Fast 2 Jahre habe ich das Programm täglich durchführen können. Besonders gut hat mir gefallen, dass man individuell die Übungen auswählen konnte. Je nach Bedarf. Auch Kayas Stretchings und Affirmationen waren in dieser Zeit sehr wertvoll für mich, denn es gibt auch mal dunklere Tage mit Verspannungen und Selbstzweifel. Es tat gut zu erfahren, dass es auch anderen Mamas so ergeht. Dadurch konnte ich auch im mentalen Bereich Kraft sammeln.

Im Arbeitsalltag angekommen, versuche ich neben meinem eigenen Sport, auch 3× die Woche Kayas Übungen durchzuführen, weil sie einfach guttun. Vielen Dank für die wertvolle Unterstützung und die vielen gemeinsamen Stunden auf der Sportmatte."

LISA, bald zweifach Mama, 26 Jahre, liebt es, mit der Familie die freie Zeit zu genießen:

„Dank Kaya Renz und ihren abgestimmten Workouts konnte ich mich in meiner ersten Schwangerschaft komplett fit und gesund halten. Auch mit Kaiserschnitt und ihren Post-partum-Workouts bin ich schnell wieder superfit geworden. Mein Beckenboden ist stark und meine Rektusdiastase (4 Finger breit) ist geschlossen.

Ich danke ihr von Herzen.

Sport in meiner jetzigen Schwangerschaft wird mir leider gerade nicht empfohlen, da es Komplikationen gab. Aber ich bleibe positiv, mache mehrmals die Woche Kayas Meditationen und freue mich, wenn es nach der Geburt wieder losgehen kann mit ihren Rückbildungsvideos."

3

Rückbildung und postnatale Workouts für frischgebackene Mütter

Wichtige Informationen zur Rückbildungsgymnastik und ihren Vorteilen • Schritt-für-Schritt-Anleitungen für eine sichere und effektive Rückbildung • Motivations- und Zeitmanagement-Tipps für das Training zu Hause • Postnatale Übungen zur Stärkung des Körpers und zur Förderung der Genesung

RÜCKBILDUNG

Ich möchte dir jetzt nochmal ganz bewusst sagen, wie schön es ist, dass du diese Zeilen liest und dir Zeit für dich nimmst. Als Mama weiß ich, wie kostbar deine Zeit und deine Energie sind, und ich freue mich ganz besonders, dass du dir dafür Freiraum schaffst. Dein wunderbarer Körper hat in den letzten Monaten Unglaubliches geleistet. Nun kannst du ihm deine volle Aufmerksamkeit schenken und dich liebevoll um ihn kümmern.

Ich wünsche mir, dass du wohlgehütet und sanft dein Wochenbett genießt, eine effektive Rückbildung erlebst und dich mental unterstützt fühlst.

In diesem Kapitel ging es bis jetzt ausschließlich um die Themen Beckenboden und Rektusdiastase. Daher weißt du jetzt bereits, für wie wichtig ich eine effektive Rückbildung nach der Geburt halte. Ich werde jetzt die wichtigsten Punkte nochmals für dich zusammenfassen und dir eine einfache Schritt-für-Schritt-Anleitung für die Zeit nach der Geburt geben.

Nochmal kurz und knackig für dich zusammengefasst:
Folgende Symptome können auftreten, wenn eine Rückbildung nicht absolviert wird. Und diese können die Frau auch noch Jahre später einholen:

- Unwillkürlicher Verlust von Harn, Stuhl oder Darmgasen z. B. beim Husten, Niesen, Lachen oder bei Erschütterung.

- Blase, Gebärmutter, Scheide oder der Enddarm können nicht mehr an Ort und Stelle gehalten werden; dadurch kommt es häufig zu Blasenentzündung, Blasenentleerungsstörungen, Harndrang.
- Schmerzen beim Sex oder weniger Empfindsamkeit durch Absenkung der Gebärmutter und einer schlechten Durchblutung.
- Verdauungsprobleme wie Blähungen oder Verstopfungen.
- Sichtbare Beule oder Lücke entlang der mittleren Linie des Bauchs – vor allem sichtbar, wenn man sich nach vorne lehnt oder die Bauchmuskeln anspannt.
- Nabelbruch: Gewebe stülpt sich am Nabel durch ein Loch in der Bauchdecke.
- Schmerzen beim Training der Bauchmuskeln.
- Instabilität des Beckens, Fehlhaltungen im unteren Rücken und an der Hüfte.
- Rückenschmerzen, da die geschwächten Bauchmuskeln zu einer Überbelastung der Rückenmuskulatur führen.

Ich weiß, auf einen Blick sehen diese vielen Punkte erschreckend aus, und ich will dich keinesfalls schockieren, aber dir unbedingt ans Herz legen, dass du für dich und deinen Körper gut sorgst nach den herausfordernden Monaten von Schwangerschaft, Geburt und der Zeit danach. Dafür musst du dir keinesfalls jeden Tag Stunden freischaufeln, um irgendwie ein schweißtreibendes Training einzubauen, obwohl du gar nicht weißt, wo dir der Kopf steht und du die Zeit eigentlich viel lieber anders nutzen würdest. Abwasch, Wäsche und vor allem Schlaf rufen ja auch ständig nach dir und wollen erledigt werden!

Als Mama weiß ich ganz genau, wie kostbar deine Zeit ist und dass einem auch manchmal einfach alles über den Kopf wächst. Genau für diesen vollen Mama-Alltag habe ich kurze Trainings und effektive Übungen kreiert, die sich perfekt integrieren lassen. Außerdem gebe ich dir ein paar Tipps, mit denen du es leichter schaffst, deinen Schweinehund zu besiegen und dass das Training zu einer wohltuenden Routine wird.

DEIN WOCHENBETT

Ab dem Tag der Geburt solltest du so oft und lange in Rückenlage liegen, wie es geht. Wenn es irgendwie möglich ist, am besten 10–14 Tage. In der liegenden Position gibst du deinem Inneren die Chance, sich zurückzubilden. Und das ist die wichtigste Grundlage für deine „äußerliche" Rückbildung. Je besser dein Inneres geheilt ist, desto schneller findet dein Äußeres wieder in die Form, die du dir wünschst.

Bei der Nachgeburt löst sich die Plazenta aus deiner Gebärmutter und hinterlässt eine sehr große Wunde. Diese Wunde muss heilen und benötigt Ruhe und Vorsicht. Eine Hebamme meinte mal zu mir: „Wenn wir diese Wunde außen an unserem Körper tragen würden, würde es uns Frauen wahrscheinlich viel leichter fallen, Bettruhe einzuhalten und sanft und fürsorglich mit uns umzugehen." Daher solltest du nach der Geburt folgende Punkte beachten:

- Gib dir Zeit! Ich empfehle mindestens 10–14 Tage zu liegen.
- Lass bitte täglich von deiner Hebamme die Rückbildung deiner Gebärmutter ertasten.
- Bitte lass auch die Stärke deines Wochenflusses (Blutungen nach der Geburt, bei denen Gewebereste und Schleimhaut von der Gebärmutter abgesondert werden) und eventuelle Geburtsverletzungen von deiner Hebamme untersuchen.
- Falls du einen Kaiserschnitt hattest, lass unbedingt die Heilung deiner Narbe untersuchen.
- Sobald deine Gebärmutter komplett zurückgebildet ist (meistens 12–15 Tag nach Geburt), darfst du mit sanften Beckenbodenübungen in Rückenlage beginnen. Die genaue Anleitung findest du im Kapitel: III. 1.
- Wenn du dich danach fühlst, darfst du kleine Stretching-Einheiten und Dehnungen einlegen. Sehr wohltuend bei Nacken- und Schulterschmerzen vom Stillen und Schlafen in undenkbaren Positionen.
- Gönne dir unbedingt eine Schonzeit nach dem Wochenbett. Das bedeutet, dass du nach den zwei Wochen nicht direkt aufspringen solltest und alles handhabst wie vor der Geburt. Meine Devise: zwei Wochen im Bett, zwei Wochen am Bett und zwei Wochen um das Bett herum. Klingt vielleicht erstmal komisch für dich, aber starte bitte langsam und vorsichtig in deinen neuen Alltag als frischgebackene Mama. Auch noch Wochen nach der Geburt darfst du dir kleine Inseln der Ruhe

schenken und dich immer mal wieder ausruhen.

- Nach 6 Wochen wirst du eine Nachuntersuchung bei deinem Frauenarzt oder deiner Frauenärztin haben. Bitte bestehe darauf, dass dein Beckenboden und deine Rektusdiastase kontrolliert werden. Dies gerne auch mit Ultraschall. Sei unbedingt **hartnäckig**, denn nicht alle Ärzte gehen bei dieser Untersuchung gleich vor. Außerdem sollten deine eventuellen Geburtsverletzungen untersucht und deine Kaiserschnittnarbe (wenn du einen Kaiserschnitt hattest), kontrolliert werden.
- Deine Hebamme sollte dir empfehlen, wann für dich der perfekte Start in die Rückbildung ist. Sie hat dich die letzten Wochen begleitet und weiß, in welchem Zustand sich dein Körper befindet.

DEINE RÜCKBILDUNG

Jetzt heißt es: Fokussiert dein Inneres stärken!

Deine Geburt liegt jetzt bereits ein paar Wochen zurück. Du darfst in eine neue Phase eintauchen und wieder etwas körperlich aktiver werden. In deiner Rückbildung lernst du, deinen Beckenboden zu fokussieren, anzusteuern und zu stärken. Außerdem lernst du effektive Übungen zur Schließung deiner Rektusdiastase kennen und baust vorsichtig Tiefenmuskulatur auf.

Starte mit einem Rückbildung-Kurs in deiner Nähe oder online und kombiniere diesen Kurs mit meinen Übungen aus den vorigen Kapiteln oder unkompliziert mit meinen YouTube-Videos.

Ich empfehle dir, mehrmals die Woche kürzere Einheiten einzubauen, anstatt einmal pro Woche ein sehr langes Training zu absolvieren. In deinen neuen Alltag lassen sich kurze Einheiten viel besser integrieren – du kannst zum Beispiel das Schläfchen deines Babys ausnutzen und bist nicht frustriert oder demotiviert, wenn ein längeres Training einfach nicht machbar ist oder du ständig unterbrechen musst. Außerdem sind tägliche Rückbildungsübungen sehr förderlich für deine Regeneration. Dein Körper nimmt Kontinuität wohlwollend an, heilt und bildet sich zurück zu Stabilität, Kraft und Gesundheit.

So könnte zum Beispiel deine wöchentliche Rückbildungs-Routine aussehen:
(Das ist keine Vorgabe, sondern soll dir liebevoll ein Beispiel für dein Zeitmanagement sein.)

MONTAG	15 Minuten Beckenboden- oder Rektusdiastasetraining
DIENSTAG	Dehnung und Flexibilität – 15–30 Minuten Stretching oder postnatales Yoga
MITTWOCH	60 Minuten Rückbildungskurs in deiner Nähe
DONNERSTAG	Restday
FREITAG	15 Minuten Beckenboden- oder Rektusdiastasetraining
SAMSTAG	Gönne dir Ruhe und Selbstfürsorge – 10–30 Minuten Meditation oder Affirmation (z. B. mithilfe einer Meditations-App)
SONNTAG	Restday

Sobald du dich fitter fühlst und dein Beckenboden gestärkt ist, darfst du gerne Spaziergänge einbauen, wann immer du dich danach fühlst.

Schritt-für-Schritt

ZEIT NACH DER GEBURT	MEINE EMPFEHLUNG FÜR EINEN SANFTEN UND EFFEKTIVEN START
0–14 Tage	Deine wohlverdiente Wochenbettzeit.
Ab der 3. Woche	Sobald deine Gebärmutter komplett zurückgebildet ist, darfst du mit sanften Beckenbodenübungen in Rückenlage starten.
Nach 6 Wochen	Findet deine Nachuntersuchung statt.
Nach 6–8 Wochen	Start deiner Rückbildung mit dem Fokus Beckenboden.
Nach 8–12 Wochen	Start deiner Rückbildung mit dem Fokus Rektusdiastase, wobei der Beckenboden weiterhin trainiert wird.
14–18 Wochen	Mit funktionellen Übungen deine Tiefenmuskulatur aufbauen. Beckenboden- und Rektusdiastaseübungen werden trotzdem weiterhin praktiziert.

Solange du stillst, empfehle ich dir, nach deiner „abgeschlossenen" Rückbildung postnatale Trainings zu absolvieren. Die ausgeschütteten Hormone machen deinen Körper noch etwas weicher und instabiler, daher können andere Bewegungsabläufe noch zu fordernd sein und du bist einem größeren Verletzungsrisiko ausgesetzt. Außerdem solltest du 6 Monate auf Joggen, Springen und Extremsportarten verzichten.

Da jeder Körper individuell heilt, lass dich und deine Narbe unbedingt regelmäßig untersuchen und dir einen Start für die Rückbildung empfehlen.

Manchmal verlaufen die ersten Wochen und sogar Monate nach der Geburt

Es ist niemals zu spät, um mit der Rückbildung anzufangen. Meine Devise: Besser spät als nie!

ganz anders als geplant und erhofft. Bei allen Dingen, die dann anstehen, rückt die Rückbildung etwas in den Hintergrund. Und das ist vollkommen in Ordnung, wenn in dieser Phase etwas Anderes sehr viel mehr Raum benötigt. Deshalb möchte ich dir mit auf den Weg geben, dass DU entscheiden musst, wann für dich der richtige Zeitpunkt ist, mit deiner Rückbildung zu starten, und es niemals zu spät dafür ist.

Bei einem Kaiserschnitt:

ZEIT NACH DER GEBURT	MEINE EMPFEHLUNG FÜR EINEN SANFTEN UND EFFEKTIVEN START
0–14 Tage	Deine wohlverdiente Wochenbettzeit.
2–4 Wochen	Schonzeit.
Individuell	Sobald deine Gebärmutter komplett zurückgebildet und deine Narbe verheilt ist, darfst du mit sanften Beckenbodenübungen in Rückenlage starten.
Nach 6 Wochen	Findet deine Nachuntersuchung statt.
Nach 8–10 Wochen	Start deiner Rückbildung mit dem Fokus Beckenboden.
Nach 10–14 Wochen	Start deiner Rückbildung mit dem Fokus Rektusdiastase, wobei der Beckenboden weiterhin trainiert wird.
16–20 Wochen	Mit funktionellen Übungen deine Tiefenmuskulatur aufbauen. Beckenboden- und Rektusdiastaseübungen werden trotzdem weiterhin praktiziert.

POSTNATALES TRAINING

Postnatal = nach der Geburt

Ein Rückbildung-Kurs dauert in der Regel 6 Wochen, aber ist dann die Rückbildung wirklich „abgeschlossen"? Meine Antwort auf diese Frage ist eindeutig: Nein!

Dein Körper hat sich in 10 Monaten sehr verändert, hat eine Geburt überstanden, hat einen komplexen Hormon-Cocktail ausgeschüttet (Östrogen, Progesteron, HCG, Oxytocin, Relaxin), dein Herz hat eine Extraschicht eingelegt, um dein Blutvolumen um ca. 50 % zu erhöhen und deine Gelenke haben hart gearbeitet, um dein erhöhtes Körpergewicht abzufedern.

Die Regeneration benötigt daher Zeit und du solltest dich keinesfalls unter Druck setzen.

Nach deinem Rückbildungskurs sollte Training unbedingt weiterhin ein Bestandteil deines Lebens bleiben. Bewegung wirkt wie Medizin und ist unglaublich wohltuend für unseren Körper!

Vorteile von Bewegung:

- besseres Wohlbefinden
- bessere Schlafqualität
- wirkt mental entspannend und ausgleichend
- fördert eine gesunde Verdauung
- geringeres Verletzungsrisiko
- durch trainierte Muskeln werden Gelenke und Knochen gehalten und geschützt
- Minimierung von Rückenschmerzen
- Stärkung des Herz-Kreislauf-Systems

Für mich persönlich ist eine Rückbildung erst nach 12 Monaten abgeschlossen, bzw. wenn die Frau abgestillt hat. Daher empfehle ich, Beckenboden- und Rektusdiastaseübungen auch noch Monate nach der Geburt in den Trainingsplan zu integrieren.

Kreiere deine Sportroutine genau so, wie es sich für dich stimmig anfühlt und dich motiviert!

Kleine Tipps & Tricks, wie es dir gelingt dranzubleiben:

- Suche dir Sportarten, die zu dir passen und dir wirklich Spaß machen.
- Setze dich sonntags hin und plane deine Trainings in die kommende Woche ein.
- Ziehe morgens direkt dein Sportoutfit an. Sobald sich eine Möglichkeit ergibt, nutze sie und rolle deine Sportmatte aus.
- Suche dir einen Trainings-Buddy, mit dem du dich verabredest.
- Wenn der Schweinehund groß ist, denke an „das Gefühl nach dem

Sport“ und wie unglaublich gut es sich anfühlt.
- Lege öfters kürzere Sporteinheiten ein, anstatt dir stundenlang Zeit nehmen zu müssen.
- Wenn die Müdigkeit kein Training zulässt, gönne dir einen langen Spaziergang an der frischen Luft.
- Belohne dich nach dem Sport mit etwas, worauf du dich freust, z. B. mit einem frischen Obstsalat oder einem leckeren Proteinriegel.

POSTNATALE ÜBUNGEN:

Sobald deine Geburt mehrere Monate zurückliegt, dein Beckenboden fest und deine Rektusdiastase geschlossen ist, sollest du mit postnatalen Übungen starten. Im Fokus steht jetzt: Tiefenmuskulatur und Stabilität aufbauen und zur neuen Kraft finden. Postnatale Trainings sind auf die Bedürfnisse des Körpers nach der Geburt ausgerichtet und unterstützen auch noch Wochen nach der Geburt die Rückbildung des Körpers.

Wichtig zu beachten:
Bitte lege bei jedem Workout den Fokus auf eine korrekte Ausführung der vorgegebenen Übungen. Arbeite immer lieber langsamer, aber dafür fokussiert. Spanne in jeder Übung deine Körpermitte an, ziehe den Bauchnabel nach innen, achte auf einen geraden Rücken, ziehe die Schulterblätter leicht zusammen für eine aufrechte Haltung und lasse deine Schultern entspannt. Atme gleichmäßig bei jeder Belastung aus!

Achte auf deinen Körper und auf deine Grenzen. Gehe liebevoll mit dir um und lege bitte immer eine Pause ein, wenn du sie brauchst. Das ist der Schlüssel zu deinem Erfolg. Stärke aufbauen und das Wohlfühlen im eigenen Körper beginnen im Kopf mit einer liebevollen und gesunden Einstellung dir selbst gegenüber.

UND JETZT WÜRDE ICH SAGEN: SPORTMATTE AUSROLLEN UND LASS UNS STARTEN!

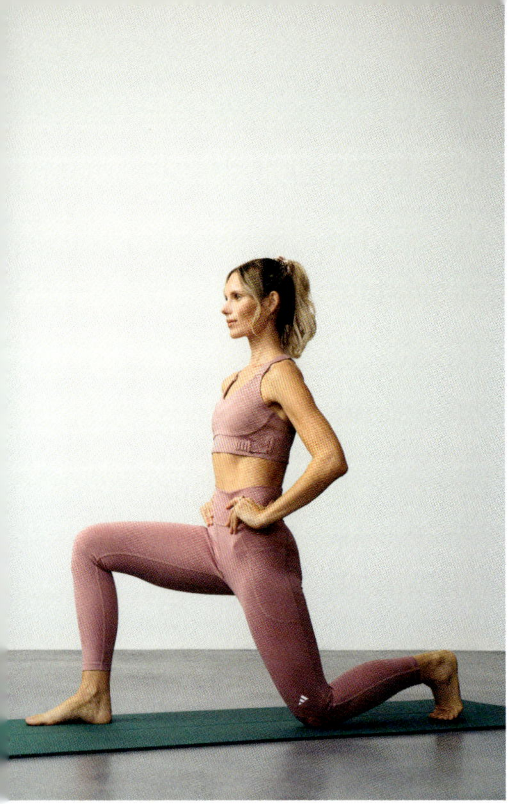

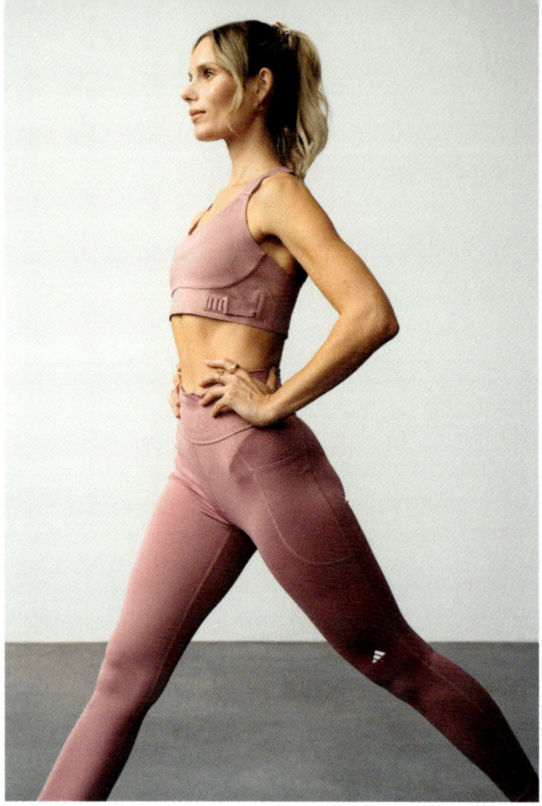

1. Übung • *Ausfallschritt: Aufbau von Balance, Stabilität, Bein- und Gesäßmuskulatur*

Komme in einen Ausfallschritt (siehe Abbildung). Stelle deinen vorderen Fuß auf, dein vorderes Knie positionierst du in einer Linie über deinem Fußgelenk, deine Hüfte ist gerade nach vorne ausgerichtet, deine Körpermitte ist aktiv angespannt und dein hinteres Knie sowie dein hinterer Fuß sind aufgestellt. Das ist deine Ausgangsposition. Hier atmest du ein. Bei der Ausatmung aktivierst du deinen Beckenboden und streckst beide Beine. Dein Gesäßmuskel ist angespannt und dein Oberkörper bleibt aufrecht. Bei der nächsten Einatmung kommst du wieder in deine Ausgangsposition nach unten. Bitte wiederhole diese Übung 15× pro Seite.

2. Übung • Seitenlage: Aufbau: Seitliche Bauch- und Gesäßmuskulatur, Stärkung der Schultern und des oberen Rückens

Komme in Seitenlage, dein Unterarm liegt auf dem Boden. Winkele deine Beine leicht an. Dein Oberkörper sollte auf keinen Fall einsacken, sondern sei aktiv und strecke deine Brust leicht raus. Deine obere Hand legst du in die Hüfte. Das ist deine Ausgangsposition und hier atmest du ein. Bei der nächsten Ausatmung aktivierst du deinen Beckenboden, spannst deine Körpermitte an, öffnest die Knie und dann hebst du deine Hüfte. Bei der nächsten Einatmung kommst du wieder in deine Ausgangsposition, senkst die Hüfte und entspannst alles. Bitte wiederhole diese Übung 15× pro Seite.

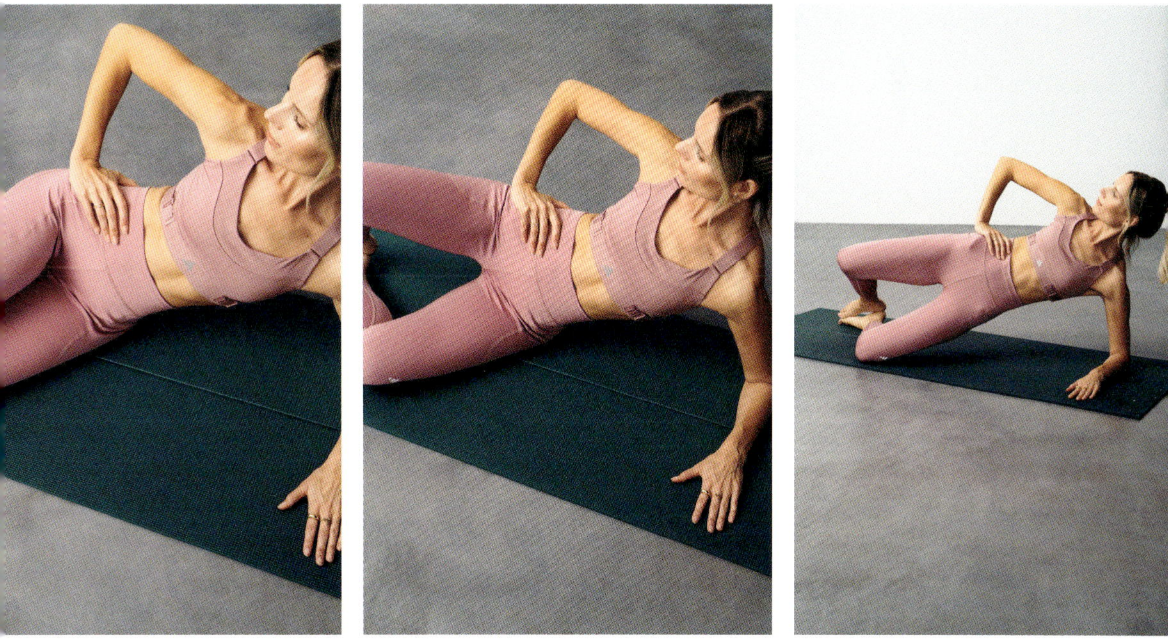

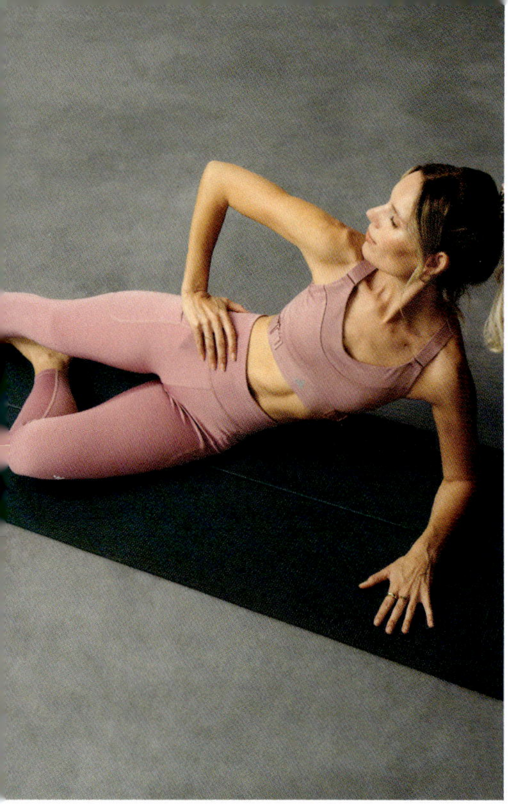

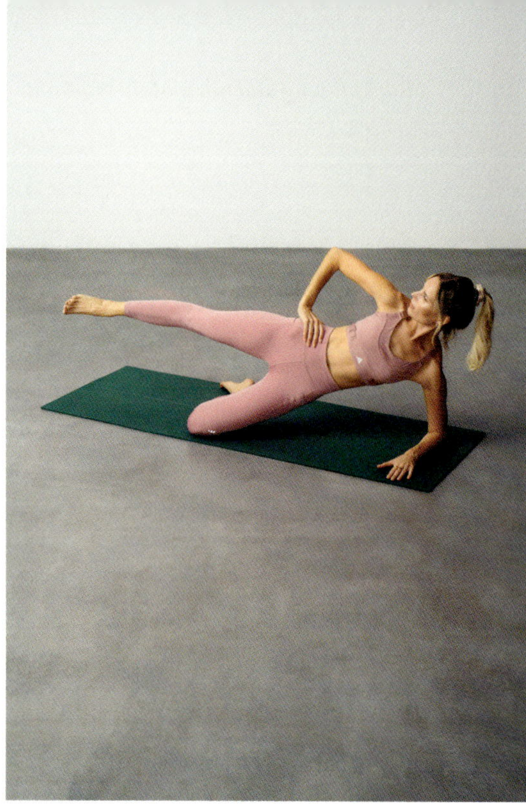

3. Übung • *Sideplank: Aufbau von Balance, Stabilität, seitliche Bauch- und Gesäßmuskulatur, Stärkung der Schultern und des oberen Rückens*

Komme in Seitenlage und lege deinen Unterarm auf. Dein unteres Knie ist leicht angewinkelt und dein oberes Bein ist gestreckt (siehe Abbildung). Hier atmest du ein und bei der nächsten Ausatmung aktivierst du deine Körpermitte, hebst deine Hüfte, wobei dein unteres Knie am Boden bleibt. Und jetzt hebst du zusätzlich dein oberes ausgestrecktes Bein. Bei der nächsten Einatmung legst du dich wieder ab und entspannst alles. Bitte wiederhole diese Übung 15× und wechsele dann die Seite.

4. Übung • Side-Push-ups: Aufbau von Schulter- und Trizepsmuskulatur, Stärkung des oberen Rückens

Lege dich seitlich auf deine Matte, deine Knie sind angewinkelt und deine obere Hand stellst du vor dir auf Schulterhöhe in den Boden. Hier atmest du ein. Bei der nächsten Ausatmung aktivierst du deine Körpermitte und drückst dich in den Sitz hoch aus der Kraft des aufgestellten Armes (siehe Abbildung). Bei der Einatmung legst du dich sanft und langsam wieder ab und wiederholst dann die Übung. Ich empfehle dir 10–15x Wiederholungen pro Seite.

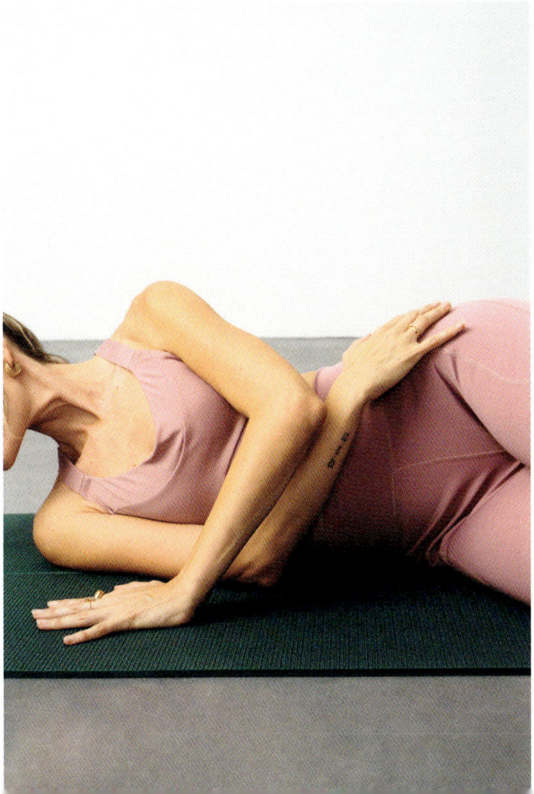

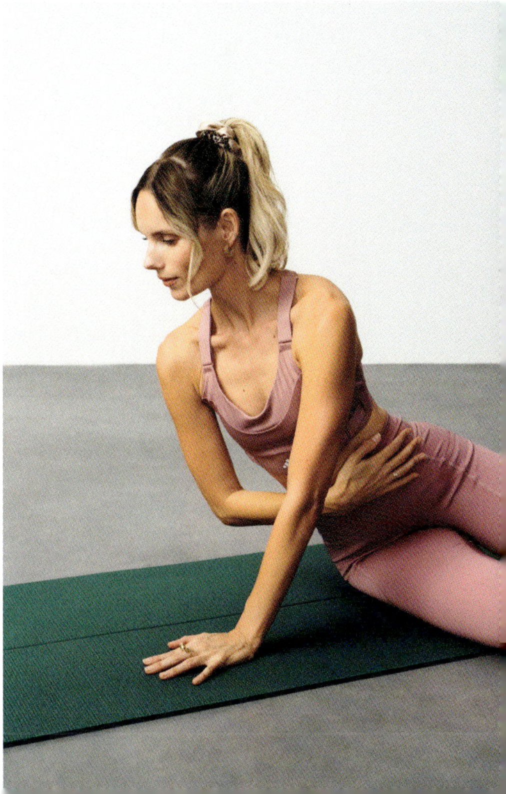

5. Übung • Dips: Aufbau von Trizeps- und Schultermuskulatur, Stärkung des oberen Rückens

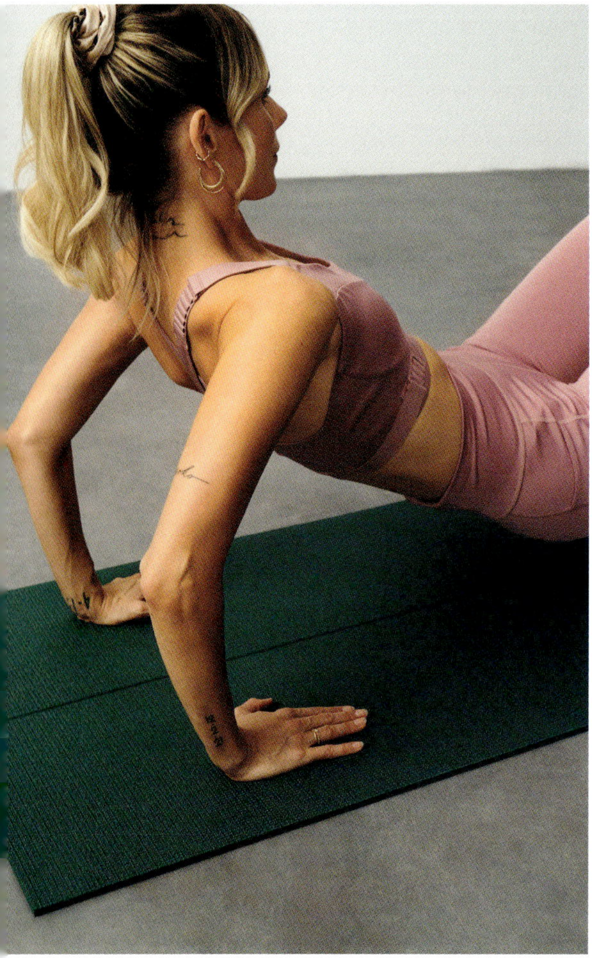

Setze dich auf deine Matte und stelle die Fersen hüftbreit auf. Jetzt stellst du deine Hände hinter dir in den Boden, deine Finger zeigen nach vorne. Hier drückst du deine Brust raus und ziehst sanft die Schultern weg von den Ohren. Jetzt hebst du dein Gesäß vom Boden und bist aktiv in deiner Körpermitte. Bei jeder Einatmung beugst du deine Arme vorsichtig nach hinten und bei der Ausatmung streckst du sie wieder. Deine Ellenbogen zeigen dabei nach hinten und nicht zur Seite. Bitte wiederhole diese Übung 20×.

Alle meine postnatalen YouTube-Workouts findest du hier:

https://youtube.com/playlist?list=PLwrma1fI-MaiJ5xyElzgNFE5FA8wpFQSc8&si=naU-dUSYhES1s1uCM

6. Übung • Bridge: Aufbau von Balance, Stabilität, Gesäß- und unterer Rückenmuskulatur

Komme in Rückenlage und stelle deine Füße hüftbreit auf. Deine Arme liegen entspannt neben deinem Körper. Hier atmest du ein. Bei der Ausatmung aktivierst du deinen Beckenboden, ziehst deinen Bauchnabel sanft Richtung Wirbelsäule, dein unterer Rücken drückt automatisch in die Matte und du hebst deine Hüfte. Du spannst deine Gesäßmuskulatur an; deine Knie streben nach vorne und nicht zu den Seiten. In dieser Position bleibst du und atmest gleichmäßig weiter. Und jetzt hebst du abwechselnd bei jeder Ausatmung ein angewinkeltes Bein und balancierst dich hier aus. Deine Hüfte bleibt stabil ausgerichtet und weit oben. Bei der Einatmung stellst du den Fuß wieder auf. Bei der Ausatmung wechselst du die Seiten und hebst dein anderes Bein. Bitte führe diese Übung für 60 Sekunden aus, mache dann eine Pause und wiederhole sie erneut.

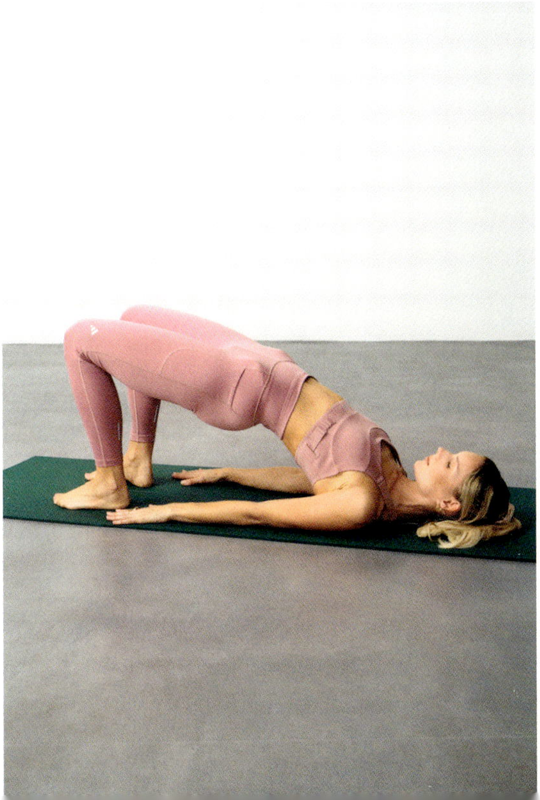

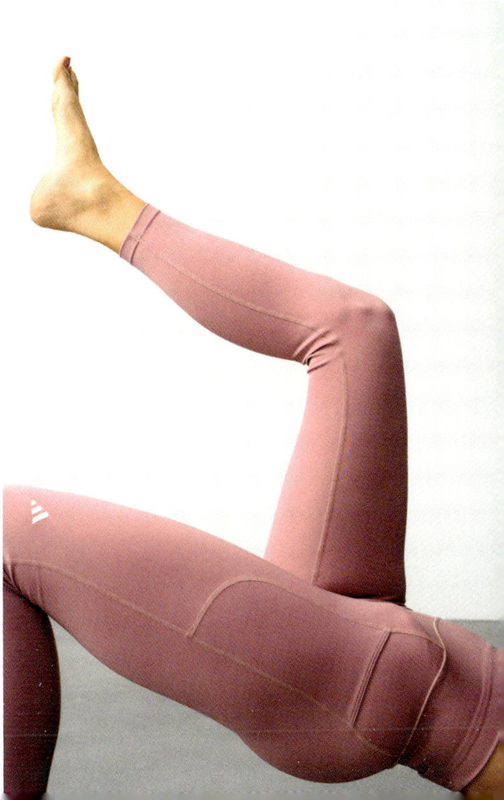

Die Zeit nach der Geburt

Die Bedeutung von Selbstfürsorge und Ernährung

Tipps für eine ausgewogene Ernährung nach der Geburt
Rezepte für wohltuende Mahlzeiten und Snacks
Strategien zur Bewältigung von Stress und Erschöpfung

TIPPS FÜR EINE AUSGEWOGENE ERNÄHRUNG NACH DER GEBURT

Wow! Herzlichen Glückwunsch zur Geburt, liebe Mama!

Du hast es geschafft und jetzt kannst du deine ganz eigene Geschichte erzählen. Ich bin super stolz auf dich und deinen Körper. Ihr habt Unfassbares gemeistert!

Eine Geburt kann sehr magisch sein, aber machen wir uns nichts vor: Sie ist auch sehr herausfordernd und kräftezehrend. Kein Workout ist so fordernd wie eine Geburt. Ob vaginal, per Saugglocke oder per Kaiserschnitt. Also: Hut ab!

Dein Körper hat einiges geleistet in den vergangenen Monaten. Daher ist jetzt die Zeit gekommen, ihn liebevoll zu verwöhnen und ihm alles zu schenken, was er benötigt!

Neben all der Aufregung und Aufmerksamkeit rund um dein frischgeborenes Baby sind deine Genesung und Heilung genauso wichtig. Du hast diesem kleinen Menschen zehn Monate ein Zuhause in deinem Bauch geschenkt und ihn mit allem versorgt, was er zum Wachsen braucht.

Durch die Nachgeburt (Ablösung der Plazenta) ist eine tellergroße Wunde in deinem Inneren (deiner Gebärmutter) entstanden. Weil man diese Wunde von außen nicht sehen kann, tendieren viele Mamas und auch das Umfeld zu schnell dazu, wieder ins normale Leben mit all seinen Aufgaben und Verpflichtungen zurückzukehren. Dabei braucht diese Wunde nun in erster Linie Ruhe, um vollständig heilen zu können. Neben viel Zeit im Bett und auf der Couch, einem wohltuenden Umfeld und vielen helfenden Händen kann warmes, nährendes Essen den Heilungsprozess wunderbar unterstützen.

Falls du dein Baby im Krankenhaus zur Welt gebracht hast und dort für die ersten Tage geblieben bist, hast du eventuell nicht die besten kulinarischen Genüsse erleben dürfen.

Meine Krankenhauserfahrungen bezüglich des Essens waren tatsächlich, wie erwartet, nicht besonders gut. Daher war ich im Krankenhaus überglücklich, bestens mit Snacks ausgestattet zu sein. Meine selbst zusammengestellte Power-Snacktüte stand ebenfalls Tage vor der Geburt bereit neben unseren gepackten Krankenhaustaschen. Sie war bestückt mit Riegeln, Nüssen, Zartbitterschokolade, salzigen Crackern und frischem Obst.

Meine ersten Nächte mit Yoko alleine im Krankenhaus (aufgrund von Corona durfte mein Freund nicht bei uns bleiben) waren oft schlaflos und ich war unendlich froh, zu jeder Zeit etwas Leckeres und Gesundes essen und snacken zu können. Mein Körper hat durch den Schlafmangel, die Anstrengungen der Geburt und durch die Milchproduktion viel mehr Kalorien benötigt und eingefordert.

Am Montagmorgen nach der U2 holte uns mein Freund endlich ab und ich freute mich wahnsinnig auf Zuhause. Auf die eigene Wohnung, das eigene Bett und ganz viel Zeit nur mit meiner kleinen „neuen" Familie. Und natürlich auf MEIN Essen. Ich freute mich auf Nährstoffe, Vitamine und gesunde Zutaten.

Eine gesunde, fitte Mama ist in der Lage, sich voller Energie fürsorglich um ihr Baby zu kümmern. Bitte achte in den Wochen nach der Geburt auf dich, höre unbedingt auf jedes Hungergefühl und Signal deines Körpers und verwöhne dich mit ausgewogenen nährstoffreichen Mahlzeiten.

MUTTERMILCH – EIN KLEINER EXKURS

Ist es nicht faszinierend, dass unser Körper nicht nur dazu in der Lage ist, einen kleinen Menschen in uns wachsen zu lassen, sondern anschließend auch (wenn es möglich ist) selbst Milch produziert, mit der wir unser Baby in den ersten Monaten vollständig ernähren können? Selbstverständlich hat jede Mama das Recht, selbst zu entscheiden, ob sie ihr Baby stillen oder ihm lieber das Fläschchen geben möchte. Darüber hinaus kann das Stillen eine echte Wissenschaft für sich sein. Dass insbesondere zu Beginn so viele Schwierigkeiten, Sorgen und auch Schmerzen mit dem Thema verbunden sind, hätte ich vor meiner Schwangerschaft nicht für möglich gehalten.

Vorteile vom Stillen

1. *Die Gebärmutter bildet sich besser bzw. schneller wieder zurück.*
2. *Frauen, die gestillt haben, haben ein geringeres Risiko, später an Brust- und Eierstockkrebs und Diabetes mellitus Typ 2 zu erkranken.*
3. *Die Gewichtsabnahme nach der Schwangerschaft fällt deutlich leichter.*

Ich bin sehr glücklich und dankbar darüber, dass Yoko und ich eine so wunderschöne und lange Stillbeziehung miteinander haben durften. Denn das ist nicht selbstverständlich. Falls du Probleme, Fragen oder sonstige Unsicherheiten haben solltest, scheue dich niemals, deine Hebamme zu kontaktieren oder eine professionelle Stillberatung um Rat zu fragen.

Und nun ein paar spannende Fakten zum Thema Stillen:

- Deine Muttermilch ist immer genau an die Bedürfnisse deines Säuglings angepasst und verändert sich im Laufe der Stillzeit.
- Die erste Milch, das sogenannte Kolostrum, ist wahres Gold. Sie ist dickflüssig, sehr nährstoffreich und versorgt dein Baby in den ersten drei bis fünf Tagen nach der Geburt, bis der Milcheinschuss kommt.
- Der Milcheinschuss kann sich unangenehm anfühlen. Bei harten, geschwollenen Brüsten tut eine heiße Dusche gut. Mein Tipp: Vor dem Stillen warme Waschlappen auf die Brust legen und nach dem Stillen kühlende Pads auflegen.
- Sogar innerhalb einer Stillmahlzeit verändert sich die Zusammen-

setzung der Milch. Die ersten Schlucke sind besonders vitamin-, mineralstoff- und proteinreich. Anschließend folgt eine fettige, energiereiche Milch. Mein Tipp: Bereits in den ersten Tagen nach dem Milcheinschuss solltest du deinem Baby beide Brüste nacheinander anbieten. Lass dein Baby erst eine Brust leer trinken – mindestens 10 Minuten lang. Dann bekommt es erst die dünnere, den Durst löschende Milch und anschließend die dickere, sättigende Milch. Danach gibst du ihm die zweite Brust so lange, bis es vollständig satt ist. Bei der nächsten Mahlzeit solltest du mit der Brust beginnen, mit der du beim letzten Mal aufgehört hast.

- Das Besondere der Muttermilch im Vergleich zur künstlich hergestellten Säuglingsanfangsnahrung ist ihr hoher Anteil an Immunzellen. Diese schützen das Neugeborene vor Infektionen.
- Neben dem Infektionsschutz sorgt Muttermilch für ein geringeres Allergierisiko beim Baby und stärkt seine Darmflora.
- Muttermilch ist ein wahrer Allrounder. Falls du Milch abpumpst, kannst du etwas davon ins Badewasser deines Babys geben, sie z. B. auch bei Hautirritationen (Babyakne) auftupfen oder bei Schnupfen in die Nase geben.
- Die Milch wird übrigens aus dem Blut der Mutter gebildet.

BEEINFLUSST DIE ERNÄHRUNG DER MUTTER DIE MILCHBILDUNG?

„Zwiebeln sind für die Mutter während der Stillzeit tabu, da sie beim Baby Bauchschmerzen verursachen."

Ernährungsmythen wie diese sind weit verbreitet und verunsichern viele frischgebackene Mamas zusätzlich. Tatsächlich gibt es keine wissenschaftlichen Nachweise dafür, dass sich bestimmte Lebensmittel oder Ernährungsweisen auf die Zusammensetzung, Menge oder Verträglichkeit der Muttermilch auswirken.

Stattdessen gilt wie so oft: Die Ernährung sollte ausgewogen, bunt und vielfältig sein. Und vor allem ausreichend. Denn um 1 Liter Milch zu produzieren, benötigt der Körper der Mutter etwa 940 kcal. Das ist immens, wenn man bedenkt, dass eine durchschnittliche Frau (nicht stillend oder schwanger) einen Energiebedarf von nur rund 2000 kcal hat. Zum Glück ist unser Körper clever: Der Stoffwechsel einer stillenden Frau arbeitet besonders effektiv, sodass pro Tag nur etwa 500 kcal mehr aufgenommen werden müssen. Aber das ist natürlich von Frau zu Frau individuell. Wenn dein Hunger sehr groß ist, darfst und solltest du diesem natürlich nachgehen und entsprechende Portionen zu dir nehmen.

Von einer vielfältigen Ernährung profitiert übrigens auch dein Baby. Es besteht das Potential, dass Geschmacks- und Aromastoffe in die Muttermilch übergehen und somit für frühe sensorische Erfahrungen des Babys sorgen.

Ich wünsche dir, dass du dir insbesondere in den ersten Wochen nach der Geburt keine Gedanken um deinen „After-Baby-Body" machst. Jetzt ist Zeit zum Kuscheln, Ankommen und Genießen. Sorgen um die noch vorhandenen Schwangerschaftspfunde sollten dir diese magischen Momente nicht vermiesen. Bei sehr vielen Frauen reguliert sich das Gewicht nach der Geburt wieder von selbst. Nicht selten müssen sie sogar aufpassen, dass sie durch das Stillen und all die neuen Aufgaben rund um das Baby nicht selbst zu kurz kommen und zu viel abnehmen.

Für Diäten ist jetzt in jedem Fall der falsche Zeitpunkt. Zwar wird die Milchzusammensetzung nicht verändert, wenn du deine Energiezufuhr runterschraubst. Eine reduzierte Zufuhr von weniger als 1500–1800 kcal kann sich jedoch negativ auf deine Milchmenge, dein Energielevel und dein Nervenkostüm auswirken.

DARAUF SOLLTEN STILLENDE FRAUEN BEI DER ERNÄHRUNG ACHTEN

Wie auch in der Schwangerschaft muss deine Ernährung in der Stillzeit nicht zur Wissenschaft werden. Viele frische Lebensmittel und im besten Fall selbstgekochtes Essen mit viel regionalem und saisonalem Gemüse werden dir die Nährstoffe schenken, die du jetzt brauchst.

In der folgenden Tabelle findest du den Mehrbedarf an Energie und Nährstoffen, den dein Körper benötigt:

Neben einer ausgewogenen Ernährung solltest du während der Stillzeit 100 µg Jod in Form eines Nahrungsergänzungsmittels zu dir nehmen und beim Salz auf die mit Jod angereicherte Variante zurückgreifen. Zwar nehmen wir durch unsere Mahlzeiten Jod zu uns, allerdings nicht genug. Der Mineralstoff ist jedoch besonders wichtig für die körperliche und geistige Entwicklung des Babys. Falls du an einer

NAHRUNGSENERGIE	500 KCAL MEHR PRO TAG
Protein	15 g mehr pro Tag
Vitamin A	0,7 mg mehr pro Tag
Folat	150 µg mehr pro Tag
Vitamin B2	0,3 mg mehr pro Tag
Vitamin B6	0,7 mg mehr pro Tag
Vitamin B12	1,0 µg mehr pro Tag
Magnesium	90 mg mehr pro Tag
Eisen	5 mg mehr pro Tag
Jod	60 mg mehr pro Tag
Zink	4 mg mehr pro Tag

Quelle: Dr. Markus Keller, Edith Gätjen

Schilddrüsenerkrankung leiden solltest, besprich diesen Wert unbedingt mit deinem Hausarzt bzw. deiner Hausärztin, und ob du Jod supplementieren solltest oder nicht.

Neben dem besagten Still-Hunger wirst du – wenn es dir geht wie mir – auch ständig durstig sein. Kein Wunder: Du gibst viel Flüssigkeit ab, dementsprechend verlangt dein Körper nach Nachschub. Stelle dir beim Stillen am besten direkt ein großes Glas stilles Wasser parat und hab unterwegs immer deine eigene Flasche dabei. Neben Wasser kannst du auch Fenchel- und Kräutertee oder verdünnte Fruchtsaftschorlen trinken. Achtung: Pfefferminz-, Salbei-, und Hibiskustee hemmen die Milchbildung und sind in der Stillzeit keine guten Durstlöscher für dich.

DARUM IST FEELGOOD-FOOD SO WICHTIG

Vom Stillen mal ganz abgesehen: Deine eigenen Bedürfnisse dürfen neben denen deines Babys nicht in den Hintergrund rutschen. Oft habe ich schon von Mamas gehört, die erst mittags das erste Mal etwas essen, obwohl sie schon seit 6 Uhr wach sind. Oder für die das Wort Heißgetränk nicht mehr als eine schöne Vorstellung geworden ist, da jeder Kaffee und Tee kalt wird, bevor sie zum Trinken kommen. Ich habe dafür vollstes Verständnis. Alles ist neu und anders als zuvor. Dennoch werde ich nicht müde zu betonen, wie wichtig auch deine *Selfcare* ist und dass du auf dich Acht gibst.

An dieser Stelle möchte ich mit dir ein paar Tipps teilen, wie es mir gelungen ist, mich gesund und ausreichend zu ernähren:

1. Setze dir jeden Tag drei Hauptmahlzeiten als Ziel. Im besten Fall so viel wie möglich warme Speisen. Suppen, Eintöpfe, Porridge und Co. sind nach der zehrenden Geburt eine wahre Wohltat.
2. Sorge dafür, dass du stets eine Flasche Wasser und eine Kanne Tee bei dir am Bett oder an der Couch stehen hast. So fällt das regelmäßige Trinken deutlich leichter.
3. Nüsse, Energyballs oder andere nährstoffreiche Snacks dürfen ebenfalls in Reichweite sein.
4. Verteile Aufgaben! Um das Einkaufen und Kochen solltest du dich im Wochenbett nicht kümmern müssen. Lasse das, wenn möglich, deinen Partner oder deine Partnerin, Freunde oder Familienmitglieder übernehmen.
5. Bitte deinen Besuch, etwas zum Essen mitzubringen. Du wirst schnell feststellen, dass deine Liebsten nicht ohne Mitbringsel oder Blumen an deiner Tür klingeln. Doch statt der fünften Rassel oder dem vierten Kuscheltier ergibt es mehr Sinn, wenn sie eine große Auflaufform mit Lasagne, einen Topf Suppe oder einen selbstgebackenen Kuchen mitbringen.
6. Halte es einfach und koche auf Vorrat. Meal Prep ist im Wochenbett ein wahrer Segen. Lass dir Gerichte kochen, von denen man locker zwei oder drei Tage essen kann. Falls das zu langweilig klingt: Durch Toppings oder Einlagen in z. B. Suppen kannst du für Variation sorgen. Zum Frühstück sind z. B. Overnight Oats super. Die kann man direkt für mehrere Tage vorbereiten und morgens nur noch kurz mit frischem Obst und Nüssen garnieren.

Leckere Overnight-Oats-Rezepte

SCHOKO-OVERNIGHT-OATS

Für 4 Portionen

Zutaten:

200 g Haferflocken
2 EL Leinsamen
500 ml Haferdrink
1 Prise Salz
2 EL Kakaopulver (ungesüßt)
1 EL Ahornsirup
4 kleine Bananen
2 EL Mandeln
2 EL braunes Mandelmus

Zubereitung:

Haferflocken, Leinsamen, Haferdrink, Salz, Kakaopulver und Ahornsirup mischen. In 4 Schalen oder Gläser verteilen und über Nacht im Kühlschrank ziehen lassen. Ggf. noch etwas Haferdrink zugeben, falls die Overnight Oats zu fest sind. Bananen in Scheiben schneiden, Mandeln hacken. Oats mit Banane, Mandeln und Mandelmus anrichten.

CHIA-JOGHURT-OVERNIGHT-OATS

Für 4 Portionen

Zutaten:

160 g Haferflocken
4 EL Chiasamen
400 g (Soja-)Joghurt
150 ml Haferdrink
1 Prise Salz
4 kleine Bananen
4 EL Erdnussmus
4 TL Kakaonibs

Zubereitung:

Haferflocken, Chiasamen, Joghurt, Haferdrink und Salz mischen. Auf 4 Schalen oder Gläser verteilen und über Nacht im Kühlschrank ziehen lassen. Ggf. noch etwas Haferdrink zugeben, falls die Overnight Oats zu fest sind. Bananen in Scheiben schneiden. Oats mit Banane, Erdnussmus und Kakaonibs anrichten.

HIMBEER-OVERNIGHT-OATS

Für 4 Portionen

Zutaten:

200 g Haferflocken
2 EL Chiasamen
500 ml Haferdrink
1 Prise Salz
300 g TK-Himbeeren
1 TL Vanillemark
4 EL Kokoschips
ggf. frische Beeren

Zubereitung:

Haferflocken, Chiasamen, Haferdrink, Salz, TK-Himbeeren und Vanillemark mischen. Auf 4 Schalen oder Gläser verteilen und über Nacht im Kühlschrank ziehen lassen. Ggf. noch etwas Haferdrink zugeben, falls die Overnight Oats zu fest sind. Oats mit Kokoschips und je nach Saison mit frischen Beeren anrichten.

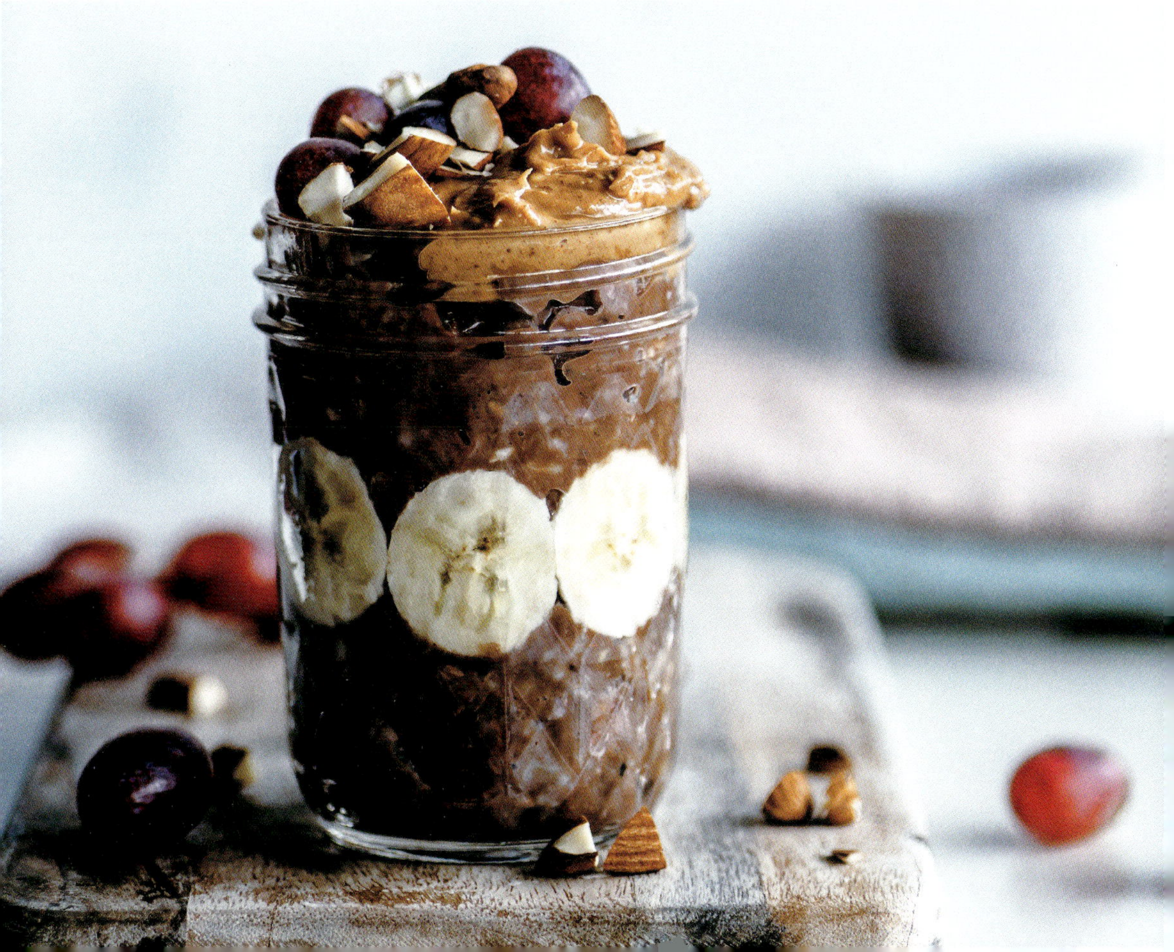

Bei der Auswahl deiner Gerichte darfst du gern ein paar Dinge beachten. In erster Linie sollten sie schnell und unkompliziert zuzubereiten und lecker sein. Wie schon erwähnt sind warme Speisen für deinen Heilungsprozess von Vorteil. Selbst ein einfaches Abendbrot kannst du warm gestalten, indem du das Brot vorher toastest und vielleicht noch eine kleine Suppe dazu isst.

Außerdem sollten die Gerichte, die du nach der Geburt isst, magen- und darmfreundlich sein.

Auf der einen Seite hast du vielleicht mit Geburtsverletzungen zu kämpfen, die nicht angenehmer werden, wenn dazu noch Verdauungsprobleme stoßen. Auf der anderen Seite hast du in den ersten Tagen und Wochen nach der Geburt, im Wochenbett, nur wenig Bewegung. Das ist auch gut und richtig so, dennoch kann es sich bei manchen Frauen negativ auf die Verdauung auswirken und diese träge machen. Achte daher darauf, Lebensmittel zu dir zu nehmen, die du gut verträgst, und unterstütze deinen Darm, indem du z. B. Chia- oder Leinsamen in deinen Porridge gibst, indem du regelmäßig Fermentiertes isst (Sauerkraut, Joghurt, Kimchi und Co.) und ausreichend trinkst.

Apropos Bewegung. Wenn du vor der Geburt zu den Frauen gehört hast, die einen aktiven Lifestyle geliebt haben, kann dir das viele Liegen zunächst schwerfallen. Habe bitte kein schlechtes Gewissen, nur weil du von deiner gewohnten Schrittzahl aktuell meilenweit entfernt bist. Die Ruhe wird dir guttun und du wirst sie brauchen. Denke immer daran, was dein Körper geleistet hat und dass du dir diese Pause mehr als verdient hast. Sich zu früh und zu viel zu bewegen, wird sich in Zukunft höchstwahrscheinlich negativ auswirken. Nach der Zeit des Wochenbetts hast du noch genug Gelegenheit für ausgiebige Spaziergänge mit deinem Baby und wirst dir wahrscheinlich, spätestens wenn dein Baby mobil wird, wünschen, tagsüber mal wieder ganz entspannt im Bett liegen zu können.

MEAL-PREP-IDEEN FÜR DIE WOCHENBETTZEIT

Die letzten Wochen vor der Geburt sind eine ganz besondere Phase. Falls du angestellt bist, befindest du dich in deinem wohlverdienten Mutterschutz. Du hast nun endlich Zeit und Ruhe, dich voll und ganz auf das Ankommen deines kleinen Wunders einzustellen. Auch wenn du selbstständig bist, rate ich dir zu diesen wohlverdienten und wichtigen Wochen vor der Geburt.

Jetzt ist eine tolle Gelegenheit, um dich auch um dein Wohl in der Wochenbettzeit zu kümmern.

Plane dir gerne ein bis zwei Tage ein, um deinen Kühlschrank und das Gefrierfach mit all dem zu füllen, was dich nach der Geburt nähren und glücklich machen kann.

Apropos Gefrierfach – vielleicht wird es Zeit, dieses mal wieder zu enteisen? Eine gute Gelegenheit, um alte Vorräte aufzubrauchen, alles gründlich zu säubern und anschließend neu zu bestücken.

Am besten gehst du strukturiert vor, indem du dir einen Plan machst, welche Gerichte du vorkochen möchtest und welche Vorräte aufgestockt werden sollen. Such dir Rezepte raus, schau, was du noch zu Hause hast und was du einkaufen musst.

Nun geht's an den Herd: Ideen für Gerichte, die sich ideal vorkochen und einfrieren lassen, findest du hier:

- Suppen aller Art: je nach Saison z. B. mit Kürbis, Brokkoli oder Erbsen. Nach dem Auftauen und Erwärmen kannst du sie z. B. mit Croûtons, frischen Kräutern, gerösteten Kernen und Nüssen oder Kokosjoghurt toppen. Für mehr Sättigung sind Nudeln, Reis und Quinoa als Einlage oder Brot/Baguette als Beiwerk ideal.
- Eintöpfe sind ebenfalls wunderbar zum Einfrieren geeignet. Oft schmecken sie sowieso noch besser, wenn sie gut durchgezogen sind. Sie können variiert werden durch verschiedenes Gemüse, Hülsenfrüchte wie Linsen oder Kichererbsen oder passierte Tomaten statt Brühe als Basis.
- Currys mit Kokosmilch wärmen wunderbar von innen und schmecken dank Ingwer und Gewürzen so aromatisch. Zum Servieren einfach etwas Reis kochen, ggf. ein paar frische Kräuter wie Koriander oder Thai-Basilikum darüber geben – fertig.
- Pastasoßen wie eine selbstgemachte Tomatensoße, Linsenbolognese oder eine cremige Gemüsesoße lassen sich prima jetzt schon vorbereiten. Für mehr Frische kannst du zum Servieren etwas Rucola

unterheben oder ein paar halbierte Kirschtomaten zugeben. Frisches Basilikum oder Oregano verleihen ohne viel Aufwand einen tollen Geschmackskick.

- Nudelauflauf/Lasagne kannst du tatsächlich einfrieren und bei Gelegenheit einfach im Ofen wieder erwärmen.
- Du backst gerne dein eigenes Brot? Super! Schneide es vor dem Einfrieren in Scheiben, um es portionsweise „aufzutoasten“. Ideal für schnelle Sandwiches. Geht natürlich auch mit Brot vom Bäcker oder Brötchen.
- Energyballs, gefüllte Datteln und andere selbstgemachte *Treats* für den kleinen Hunger zwischendurch kannst du gerne jetzt schon vorbereiten und im Gefrierfach lagern. Nach kurzem Antauen kannst du sie direkt genießen.

MUST-HAVES FÜR DEINEN VORRATSSCHRANK

Wie du hoffentlich herauslesen konntest, ist gutes Essen nach der Geburt enorm wichtig. Du bzw. ihr werdet aber nicht mehr die Zeit und den Kopf dafür haben, ausgiebig zu kochen. Ein echter Lebensretter in diesen Wochen ist es meiner Meinung nach, einen vollen Vorratsschrank und ein paar „Notfall-Gerichte“ in petto zu haben.

Haltbare Lebensmittel wie Reis, Nudeln, Hirse und Co. solltest du immer im Vorrat haben. Zusammen mit (fertigem) Pesto, ein paar Hülsenfrüchten aus dem Glas und frischen Tomaten hast du ruck, zuck ein vollwertiges, gesundes Essen.

Ideal für Salate, Eintöpfe oder einen schnellen, selbstgemachten Hummus sind vorgekochte Kidneybohnen, Kichererbsen und Linsen.

Ich achte darauf, dass ich immer mindestens eine Sorte Obst (z. B. Beeren) und Gemüse (Spinat, Brokkoli, Kaisergemüse …) im Tiefkühl-Schrank habe. Mit Kokosmilch und Currypaste kann man ein fixes Curry zubereiten, den Spinat für Smoothies verwenden oder jegliches Gemüse für eine warme Suppe.

Es lohnt sich im Übrigen immer, von Suppen, Currys und Eintöpfen eine große Portion zuzubereiten. Entweder für den nächsten Tag oder zum Einfrieren.

Achtung: Gerichte mit Kartoffeln eignen sich weniger zum Einfrieren, da diese beim Auftauen eine unschöne Konsistenz bekommen.

WAS HILFT GEGEN MÜDIGKEIT?

Viele Mamas berichten, dass sie Müdigkeit auf einem ganz anderen Level erleben als zuvor. Eine Nacht mit schlechtem Schlaf hat jeder mal. Mit einem Baby oder Kleinkind kann das aber zum Dauerzustand werden. Auch wenn es dir jetzt gerade nicht hilft: Behalte unbedingt im Hinterkopf, dass es irgendwann besser wird. Unsere Nächte mit Yoko waren lange Zeit kräftezehrend. Durchschlafen schien mir wie etwas aus einem anderen Universum. Aber sogar bei uns hat sich die Schlafsituation geändert; und obwohl ich gar nicht mehr daran geglaubt habe, kann ich jetzt sagen: Unser Kind schläft durch!

Gerade mit einem Neugeborenen sind meine Worte für dich Zukunftsmusik. Falls deine Nächte häufig unterbrochen werden und du dich tagsüber ausgelaugt, matt und müde fühlst, möchte ich dir meine hilfreichen Tipps mit auf den Weg geben.

Was mir enorm geholfen hat, war eine Morgenroutine. Auch wenn ich müde war und am liebsten im Schlafanzug geblieben wäre, habe ich mich aufgerafft, geduscht, ein großes Glas Wasser getrunken und positiven Affirmationen gelauscht. Ein großer Tipp von mir ist außerdem frische Luft. Nach dem Wochenbett am besten gepaart mit Bewegung. Bei fast jedem Wetter habe ich Yoko morgens in den Kinderwagen gelegt und wir sind eine große Runde durch den Kiez gelaufen. Raus aus den eigenen vier Wänden, rein ins Tageslicht – das macht so einen Unterschied.

Auch wenn meine Motivation zum Kochen nicht immer groß war, habe ich darauf geachtet, frisch und nährstoffreich zu essen. Dass dich eine bunte Bowl mit viel Gemüse besser fühlen lässt als eine Tiefkühl-Pizza, brauche ich eigentlich nicht zu erwähnen.

Als Snacks für zwischendurch habe ich größtenteils auf „normale" Süßigkeiten und raffinierten Zucker verzichtet und stattdessen meine selbstgemachten *Sweets* genossen. Eine Dattel mit Nussmus zum Beispiel enthält nicht nur natürliche Süße, gepaart mit Mineralstoffen, Vitaminen und Ballaststoffen. Durch das Fett im Nussmus steigt der Blutzucker auch weniger zügig an und du bekommst nicht so schnell Heißhunger nach mehr. Außerdem bleibt dein Energielevel stabiler und du fällst nicht in ein Tief, in dem du einfach auf der Couch liegen bleiben möchtest.

Wann immer es meine sonstigen To-dos zugelassen haben, habe ich mich neben Yoko ins Bett gelegt und mich mit ihm ausgeruht. Meist reicht schon ein 20-Minuten-*Nap*, um wieder frisch und aufgetankt zu sein. Am liebsten würden wir natürlich das Schläfchen des Babys für Wäsche, Hausarbeit und Co. nutzen, aber gönne dir bitte unbedingt diese Inseln der Erholung.

Rezepte für wohltuende Mahlzeiten und Snacks

WARME SPEISEN

VEGANE KÜRBIS-CREME-SUPPE

6 Portionen

Zutaten:

1 Schuss Kokos- oder Rapsöl
1 Porree (120 g)
2 Karotten (130 g)
½ Sellerie (130 g)
3 Kartoffeln (120 g)
1 Kürbis (700 g)
1 l Gemüsesuppe, klar
100 ml Orangensaft
1 Prise Salz
1 Prise Pfeffer
1 Prise Muskatnuss, gerieben

Zubereitung:

Den Kürbis halbieren, vom Fruchtfleisch befreien und anschließend schälen. Dann die Hälften in kleine Stücke schneiden. Porree, Karotten sowie Sellerie waschen und in Stücke schneiden. Nun die Kartoffeln schälen und zu kleinen Würfeln verarbeiten.
Öl erhitzen und das Gemüse für 3–5 Minuten anschwitzen. Anschließend alles mit der heißen Gemüsesuppe ablöschen und 25 Minuten auf mittlerer Hitze köcheln lassen.
Nun die Suppe mit einem Pürierstab cremig pürieren und den Orangensaft dazugeben. Zuletzt alles mit Salz, Pfeffer und Muskatnuss abschmecken.
Als Topping eignen sich perfekt frische Kräuter, etwas Kürbiskernöl oder geröstete Kürbiskerne.

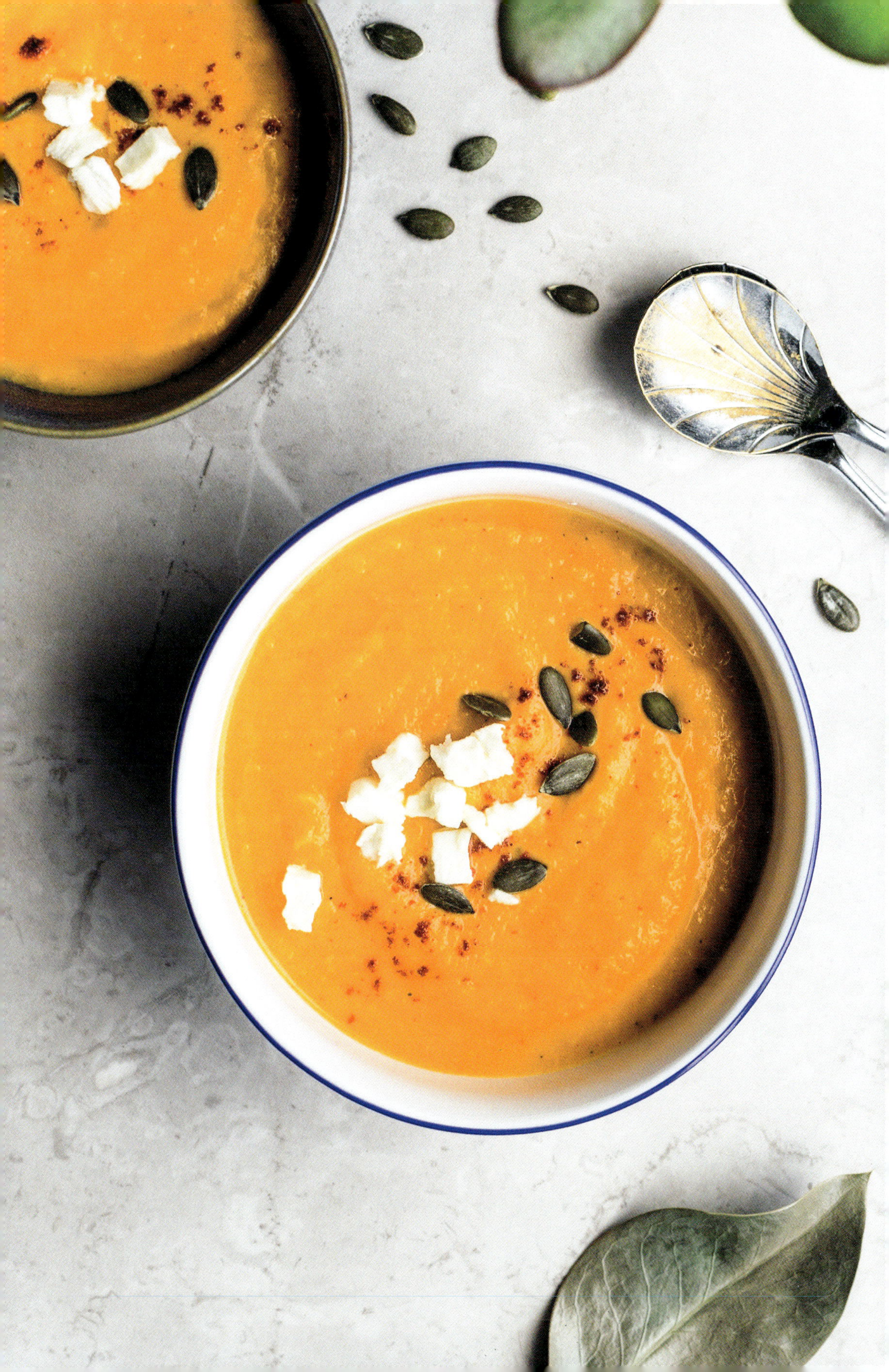

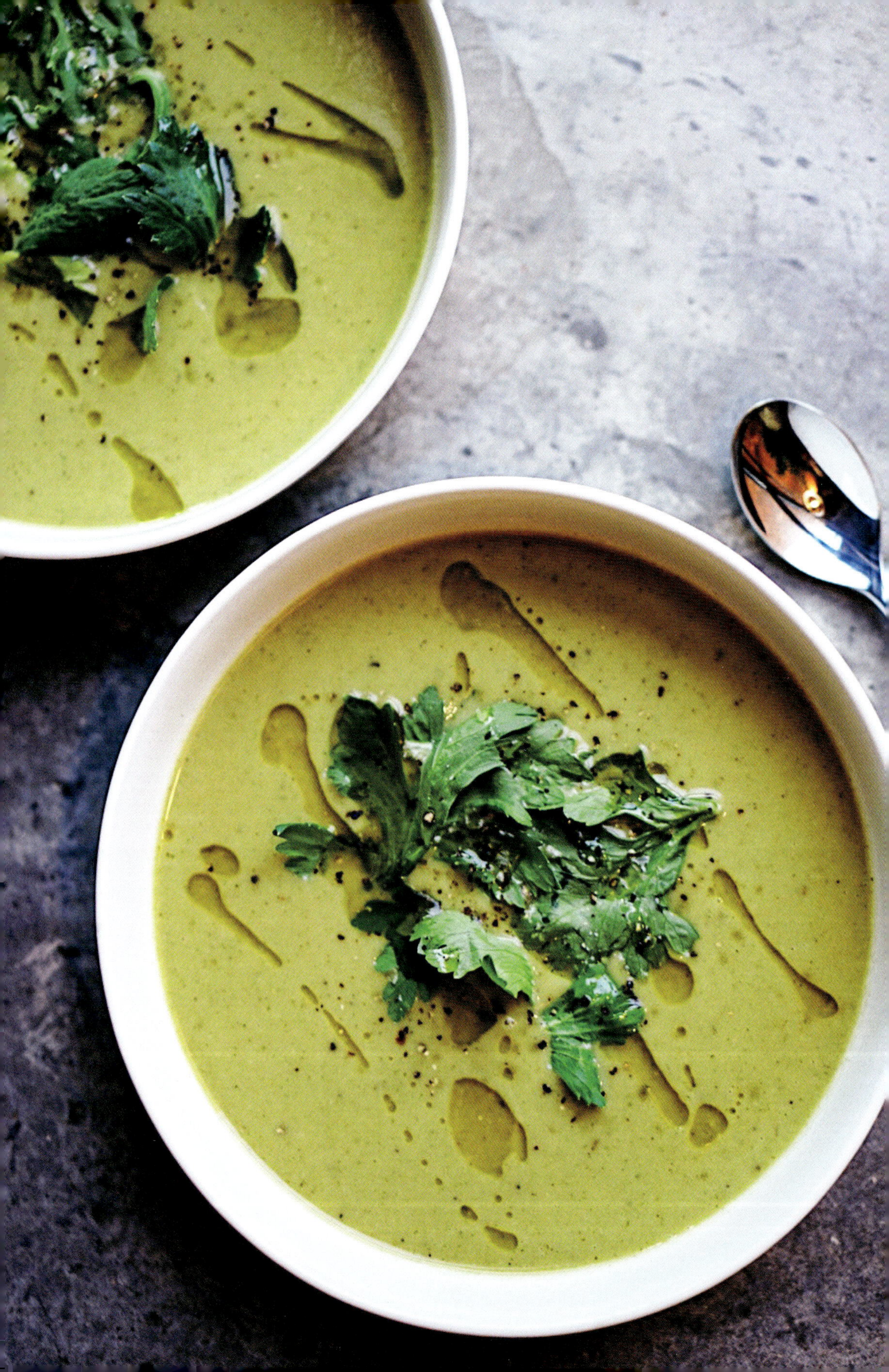

CREMIGE KOKOS-BROKKOLI-SUPPE

4 Portionen

Zutaten:

250 g Brokkoli
1 Knoblauchzehe
2 Zwiebeln
2 EL Olivenöl
300 ml Gemüsesuppe, klar
1 Prise Salz
1 Prise Pfeffer
200 ml Kokosmilch
2 TL Currypaste

Zubereitung:

Schäle eine Zwiebel und schneide sie und den Brokkoli in kleine Würfel.
Die Zwiebelstücke mit dem Brokkoli in Rapsöl etwa 3 Minuten in einem Topf andünsten. Die Currypaste einrühren.
Alles mit der Gemüsebrühe und der Kokosmilch aufgießen. Den Topf zugedeckt auf mittlerer Hitze etwa 10 Minuten ziehen lassen.
Zum Schluss die Suppe mit einem Pürierstab cremig pürieren.
Die fertige Suppe mit frischer, gehackter Petersilie und/oder Majoran und grobem Pfeffer garnieren.

SÜSSKARTOFFEL-AUBERGINENMOUSSAKA

4 Portionen

Zutaten:

290 g Tofu
250 g Süßkartoffeln
1 Aubergine (≈ 340 g)
2 Zehen Knoblauch (≈ 6 g)
1 Zwiebel (≈ 50 g)
2 ½ EL Cashewmus (≈ 25 g)
2 ½ TL Agavensirup (≈ 12,5 ml)
2 ½ EL Tomatenmark (≈ 45 g)
4 TL Olivenöl (≈ 8 ml)
250 ml Gemüsebrühe
Salz und Pfeffer

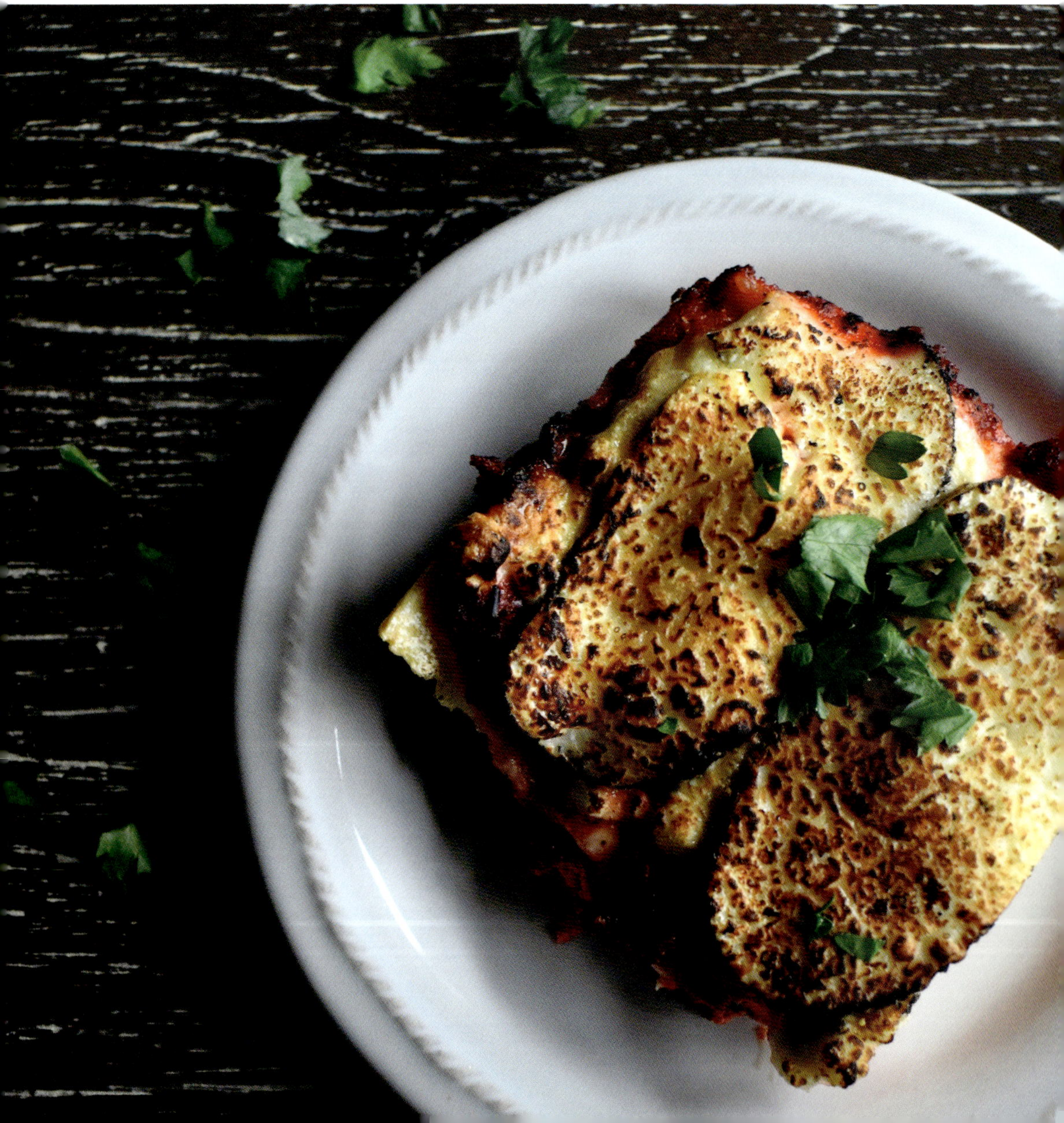

Zubereitung:

Süßkartoffeln und Aubergine in dünne Scheiben schneiden. Zwiebel und Knoblauch schälen und fein hacken. Tofu zerbröseln und kurz in einer heißen Pfanne mit etwas Öl anbraten. Dann Zwiebelwürfel und Knoblauch dazugeben. Tomatenmark und Agavensirup hinzufügen und kurz weiterbraten. Alles mit Salz und Pfeffer würzen. Anschließend mit etwas verdünnter Gemüsebrühe ablöschen.
Für die Creme Cashewmus mit etwas Wasser in einem Topf erhitzen und mit Salz und Pfeffer würzen. In einer Auflaufform abwechselnd Aubergine, Tofu und Süßkartoffel aufschichten. Zum Schluss die Creme darauf verteilen und den Auflauf für 25 Min. bei 200 °C backen.

SÜSSKARTOFFEL-KOKOS-EINTOPF

2 Portionen

Zutaten:

2 Süßkartoffeln
1 Aubergine
1 Zucchini
1 Zwiebel
1 Knoblauchzehe
1 EL Kokosöl
1 TL Kreuzkümmel
1 TL Senfsaat
1 TL Koriander
1 Dose Kokosmilch
1 Dose gehackte Tomaten
1 TL Agavendicksaft
Salz
1 Dose Kichererbsen
2 EL Cashewkerne
Koriander

Zubereitung:

Süßkartoffeln schälen und in Würfel schneiden. Aubergine und Zucchini putzen, waschen und in mundgerechte Stücke schneiden. Zwiebel und Knoblauch schälen und fein würfeln.
Kokosöl in einem großen Topf erhitzen. Zwiebel und Knoblauch darin anschwitzen. Kreuzkümmel, Senfsaat und Koriander zugeben, kurz mitbraten. Mit Kokosmilch und Tomaten ablöschen und alles ca. 20 Minuten köcheln lassen. Den Eintopf mit Agavendicksaft und Salz abschmecken. Kichererbsen abgießen und zugeben. Nochmals ca. 5 Minuten köcheln.
In der Zwischenzeit Cashews ohne Fett rösten, Koriander waschen und hacken. Fertigen Eintopf mit Cashews und Koriander toppen.

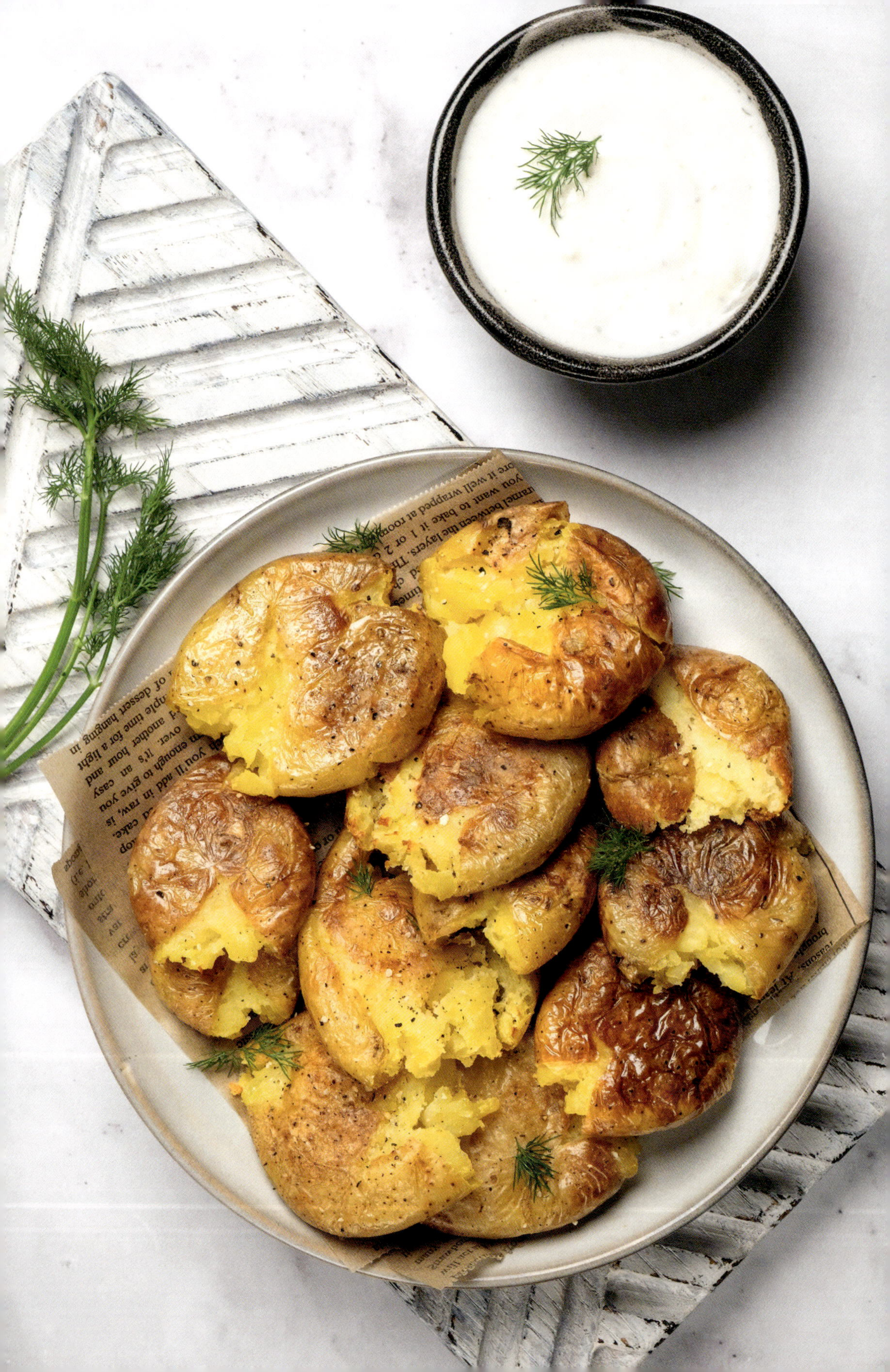

SMASHED POTATOES MIT KRÄUTERQUARK

2 Portionen

Zutaten

3–4 Kartoffeln
1 Zucchini
½ Fenchel
2 EL Olivenöl
Salz
Knoblauchpulver
200 g Mager- oder Sojaquark
2 EL Schnittlauch oder andere Kräuter
Pfeffer
½ Zitrone

Zubereitung

Kartoffeln ca. 20 Minuten lang kochen. Den Backofen auf 180 °C vorheizen. Zucchini und Fenchel waschen, in mundgerechte Stücke schneiden. In einer Auflaufform mit etwas Öl und Salz mischen. Kartoffeln abgießen und ein wenig platt drücken. Übriges Öl darüber träufeln und mit Salz und Knoblauch würzen. Kartoffeln in eine weitere Auflaufform oder auf ein Backblech legen und mit dem Gemüse ca. 20 Minuten backen. In der Zwischenzeit Quark mit Kräutern mischen. Mit Salz und Pfeffer abschmecken. Etwas Zitronensaft über dem Gemüse ausdrücken und mit Kartoffeln und Quark anrichten.

Kartoffeln und Quark sind eine tolle Proteinquelle, da die sogenannte biologische Wertigkeit bei dieser Kombination besonders hoch ist. Der Körper kann das enthaltene Eiweiß sehr gut verwerten.

Leckere Frühstücksideen

ERDNUSS-BANANEN-PORRIDGE

1 Portion

Zutaten:

50 g feine Haferflocken
1 TL Chiasamen
1 Prise Salz
200 ml Haferdrink
1 Banane
1 EL Erdnussmus
Zimt

Zubereitung:

Haferflocken, Chiasamen, Salz und Haferdrink in einen kleinen Topf geben, aufkochen und bei niedriger Hitze ca. 5 Minuten köcheln lassen. Eine Hälfte der Banane würfeln, mit dem Erdnussmus zum Porridge geben und nochmals ca. 1 Minute köcheln lassen. Porridge in eine Schale geben, andere Bananenhälfte in Scheiben schneiden, Porridge damit garnieren. Mit Zimt bestäuben.

VEGANE FRÜHSTÜCKSWAFFELN

10 Waffeln

Zutaten

500 g Dinkelmehl
2 TL Backpulver
1 Prise Salz
125 g Kokosöl oder vegane Butter
250 ml pflanzliche Milch
175 ml Wasser mit Kohlensäure
1 EL Agavendicksaft

Öl oder vegane Butter für das Waffeleisen

Zubereitung

Mehl, Backpulver und Salz mischen. Kokosöl mit dem Agavendicksaft verrühren. Jetzt die Mehlmischung, Milch sowie das Wasser zugeben und alles zu einem glatten Teig verrühren.
Das Waffeleisen erhitzen und beide Seiten des Waffeleisens einfetten.
Ca. 2–3 EL des Teiges in das heiße Waffeleisen geben und die Waffel ca. 2–3 Minuten goldbraun ausbacken.
Mein Tipp für dein Topping:
Frische Blau- oder Erdbeeren oder warme Himbeeren schmecken immer lecker. Wer es nussig mag, toppt die vegane Waffel mit cremigem Nussmus und Banane.

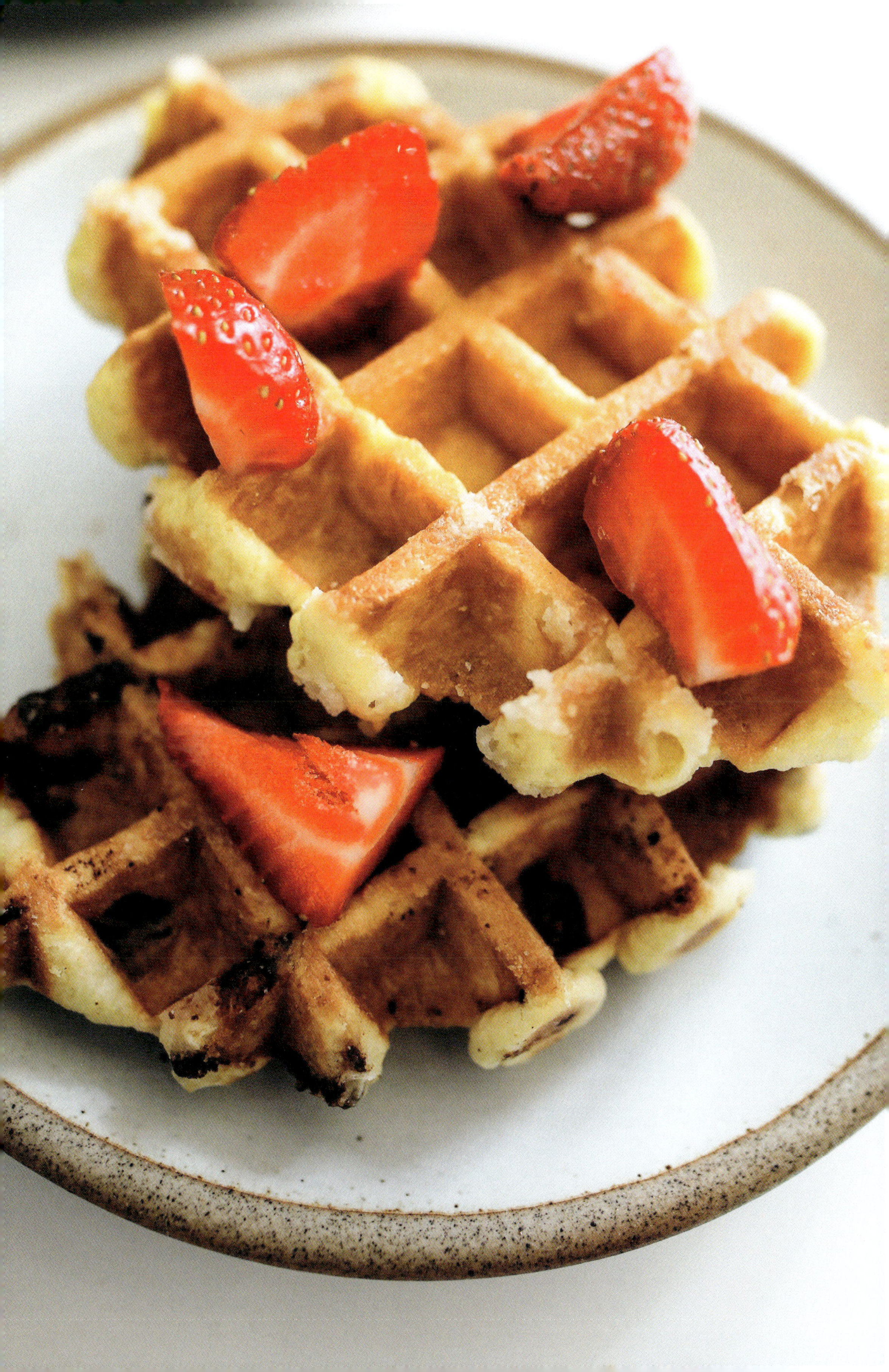

VEGANE PANCAKES MIT HIMBEERSOSSE

5 Stück

Zutaten

200 g TK-Himbeeren
100 g Dinkelmehl
1 TL Backpulver
1 TL Agavendicksaft
1 Prise Salz
1 TL Rapsöl
100 ml pflanzliche Milch
½ TL Vanillemark
100 g Sojaquark
Öl zum Braten

Zubereitung

Himbeeren auftauen lassen. Mehl und Backpulver mischen. Agavendicksaft, Salz, Rapsöl sowie Milch zugeben und kurz verrühren.

Etwas Öl in einer beschichteten Pfanne erhitzen. Pro Pancake 1–2 EL Teig in die Pfanne geben und von beiden Seiten goldbraun braten.

Für die Himbeersoße Himbeeren pürieren, ggf. etwas Wasser hinzufügen, und mit Vanillemark mischen. Wer die Soße besonders fein mag, kann sie durch ein Sieb passieren. Pancakes mit Himbeersoße und Quark anrichten.

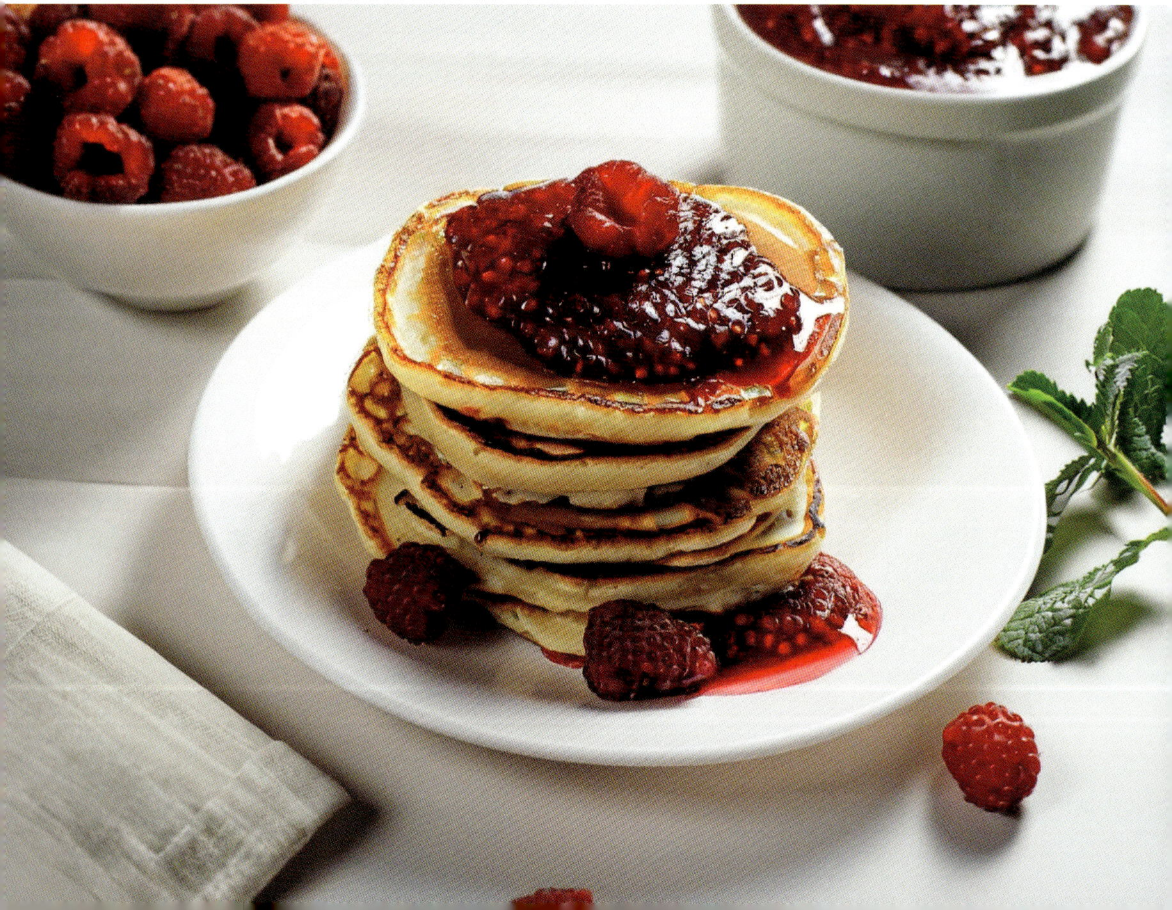

SWEET-BERRY-SMOOTHIE-BOWL

1 Portion

Zutaten:

½ Handvoll gefrorene Mango
1 Handvoll gefrorene Heidelbeeren
½ Apfel
1 Banane
Ingwer
1 TL Gerstengraspulver
Zitronensaft einer Zitrone
100 ml Hafermilch

Alle Zutaten im Mixer vermengen und in einer Schale servieren.

Mögliches Topping:

Chiasamen, Goji-Beeren, Buchweizen (gekeimt), frische Beeren, Granola, Nussmus oder Banane.

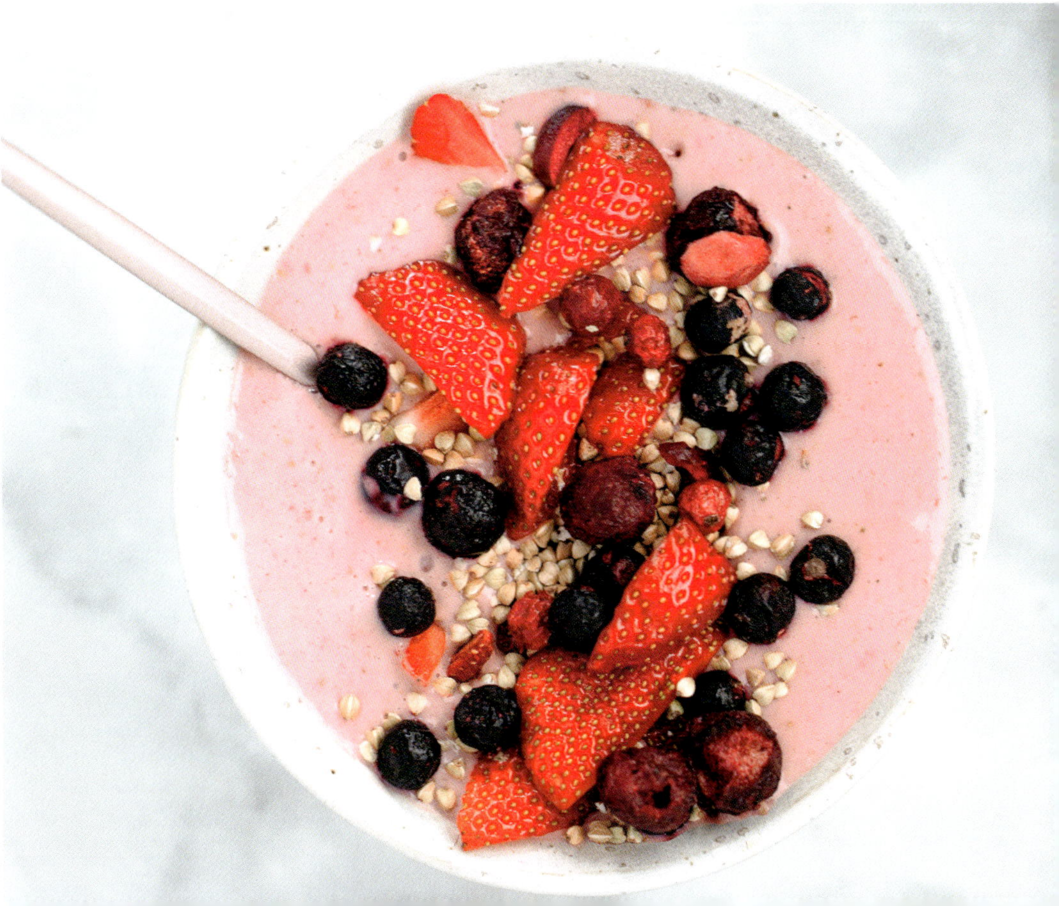

„Healthy" Sweets ohne raffinierten Zucker

KICHERERBSEN-BROWNIE-COOKIES

Zutaten:

2 Tassen gekochte Kichererbsen
1 Tasse Mandelmus
½ Tasse Ahornsirup
½ Tasse rohes Kakaopulver
2 EL Kokusblütenzucker
1 Prise Himalajasalz
Vanilleextrakt
4 EL Hanfsamen
Mandelextrakt
1 TL Backpulver

Topping:

Zartbitterglasur
Hanfsamen
Himalajasalz

Zubereitung:

Alle Zutaten in einem Mixer zu einer cremigen Masse mixen.
Heize den Ofen auf 175 °C vor und belege ein Backblech mit Backpapier.
Forme jetzt deine Cookies zu einem kleinen Ball und drücke sie in die Form, die du dir wünscht.
Backe die Cookies für 15–20 Minuten und lasse sie dann komplett abkühlen.
Jeder Ofen ist anders. Vielleicht brauchen deine etwas kürzer oder länger. Sie sollten innen aber unbedingt etwas saftig sein!
Garniere sie gerne mit Zartbitterglasur und Hanfsamen oder Himalajasalz.

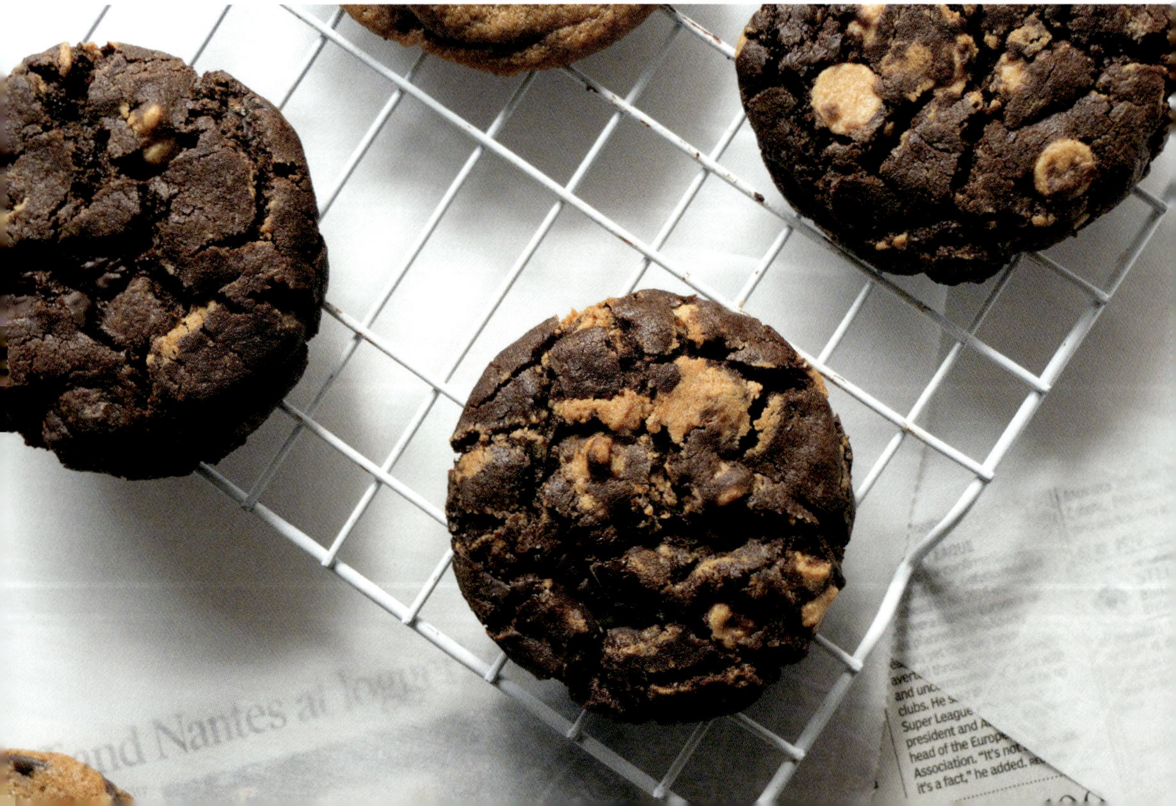

VEGANE HAFER-COOKIES

Zutaten:

2 reife Bananen
100 g zarte Haferflocken
2 EL gemahlene Haselnüsse
½ TL Vanillemark
1 Prise Salz
ggf. dunkle Schokodrops

Zubereitung:

Den Backofen auf 175 °C vorheizen. Bananen schälen und mit einer Gabel zerdrücken. Haferflocken, Haselnüsse, Vanillemark, Salz und ggf. Schokodrops unterrühren. Aus der Masse Kekse formen, auf einem mit Backpapier ausgelegtem Blech verteilen und ca. 20 Minuten backen.
Du kannst die Kekse ganz nach Geschmack variieren und z. B. Rosinen statt Schokodrops in den Teig geben oder mit Zimt würzen.

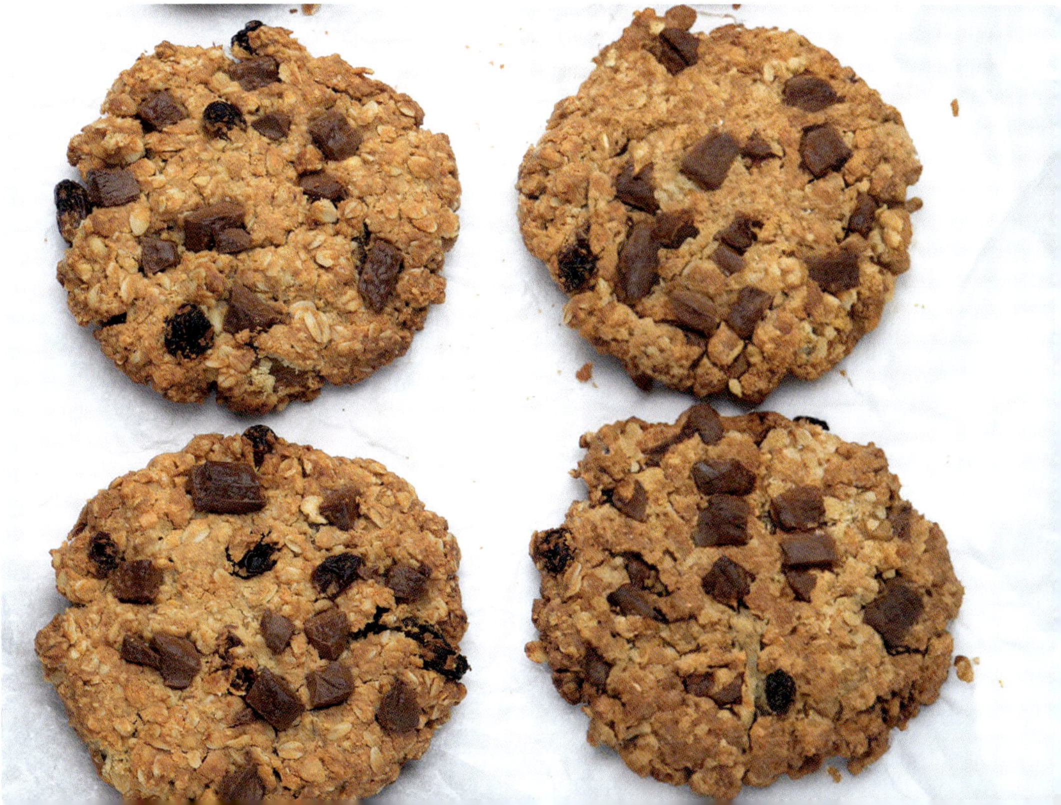

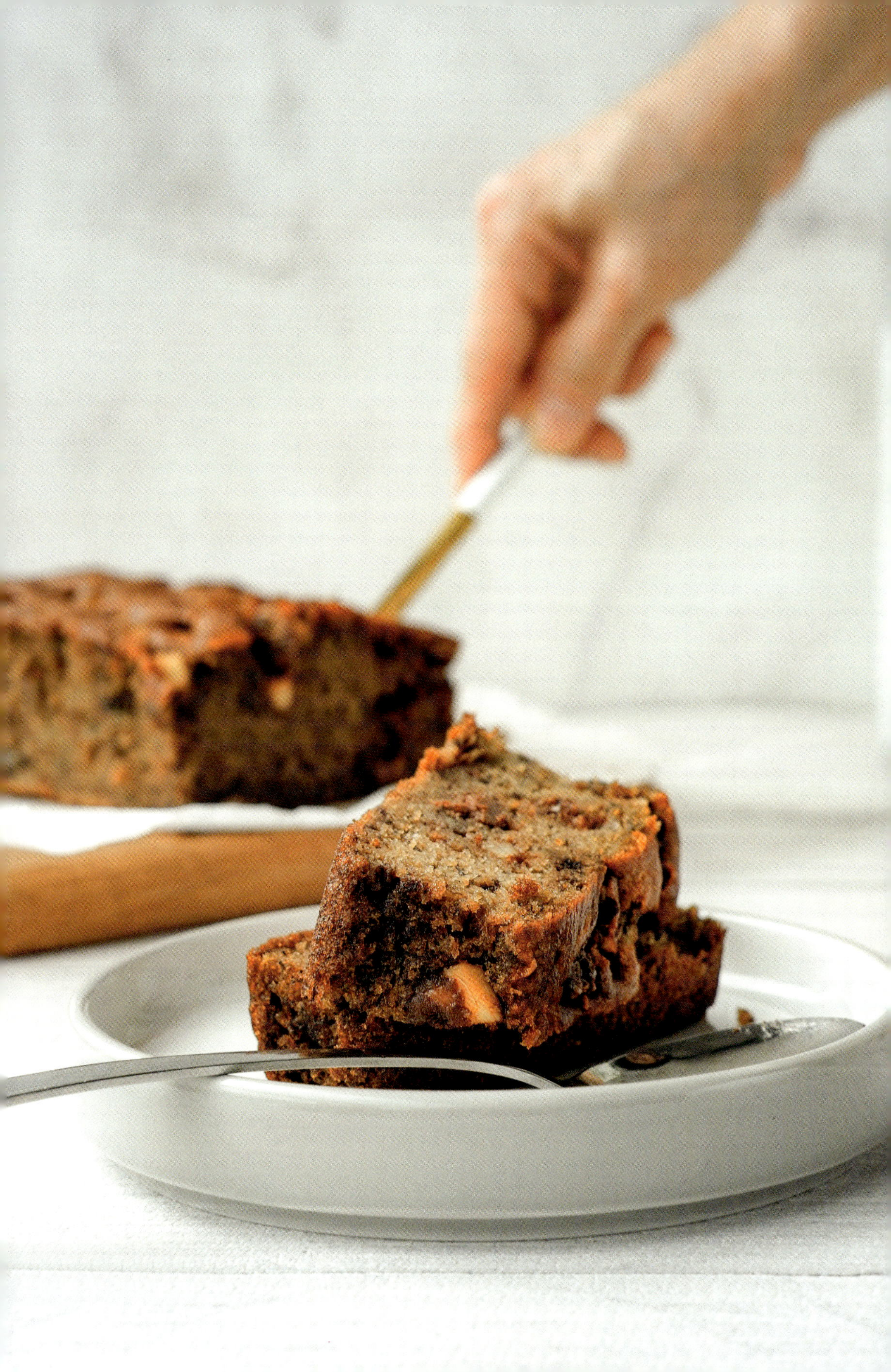

VEGANES BANANENBROT MIT APFEL UND ZIMT

Zutaten:

3 reife Bananen
1 Tasse Dinkel, Hafer- oder Buchweizenmehl
¼ Tasse Hafermilch
2 Äpfel
½ Päckchen Backpulver
1 EL Zimt
Etwas Zimt für das Topping

Zubereitung:

Die Bananen zerdrücken. Alle weiteren Zutaten dazugeben und vermischen. Der Teig sollte cremig-fluffig sein. Wenn nötig, verwende mehr Mehl oder Milch für die perfekte Konsistenz!
Einen Apfel schälen, in kleine Stücke schneiden und in den Teig geben. Den Teig in eine mit Backpapier ausgelegte Form geben. Den anderen Apfel schälen, in Scheiben schneiden und auf den Teig legen. Ganz leicht mit Zimt bestreuen.
Jetzt den Ofen vorheizen und dann den Kuchen bei 150 °C für 45 Minuten goldbraun backen. Innen sollte er noch schön saftig sein. Bei Bedarf länger backen! Mein Tipp: Nimm gerne eine größere, flache Form anstatt einer Brotform.
Komplett auskühlen lassen und dann servieren.

FRUCHTIGE DATTEL-ENERGYBALLS

Zutaten

2 EL gefriergetrocknete Himbeeren
80 g Haferflocken
1 Prise Salz
100 g Datteln
50 g weißes Mandelmus
30 g Kokosflocken

Zubereitung

Himbeeren zu einem feinen Pulver pürieren. Haferflocken in den Mixer geben und mehlartig pürieren. Salz, Datteln, Mandelmus und Kokosflocken zugeben und alles zu einer weichen Masse pürieren. Bällchen daraus formen und rundherum in Himbeerpulver wälzen. Im Kühlschrank aufbewahren.
Von den Energyballs kannst du zum Ende deiner Schwangerschaft gerne eine große Menge zubereiten. Sie sind ideal als kraftgebender Snack, wenn du mit deinem Neugeborenen manchmal nur unregelmäßig zum Essen kommst.

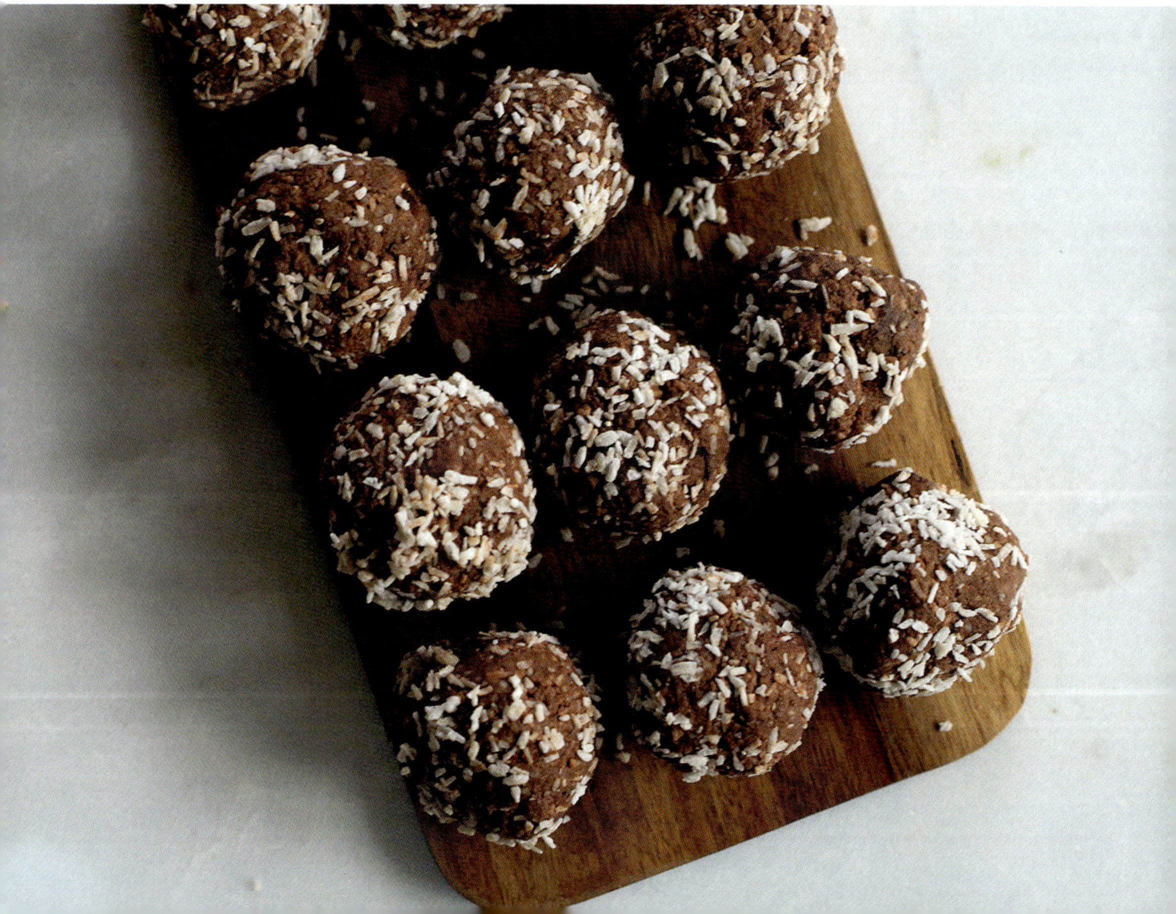

BANANE-AVOCADO-SHAKE

1 Glas

Zutaten:

220 g Sojaquark
180 ml Pflanzenmilch, z. B. Hafermilch
1 Avocado (≈ 165 g)
1 Banane (≈ 137,5 g)
2 TL Leinsamen, geschrotet (≈ 5 g)

Alle Zutaten in den Mixer geben!

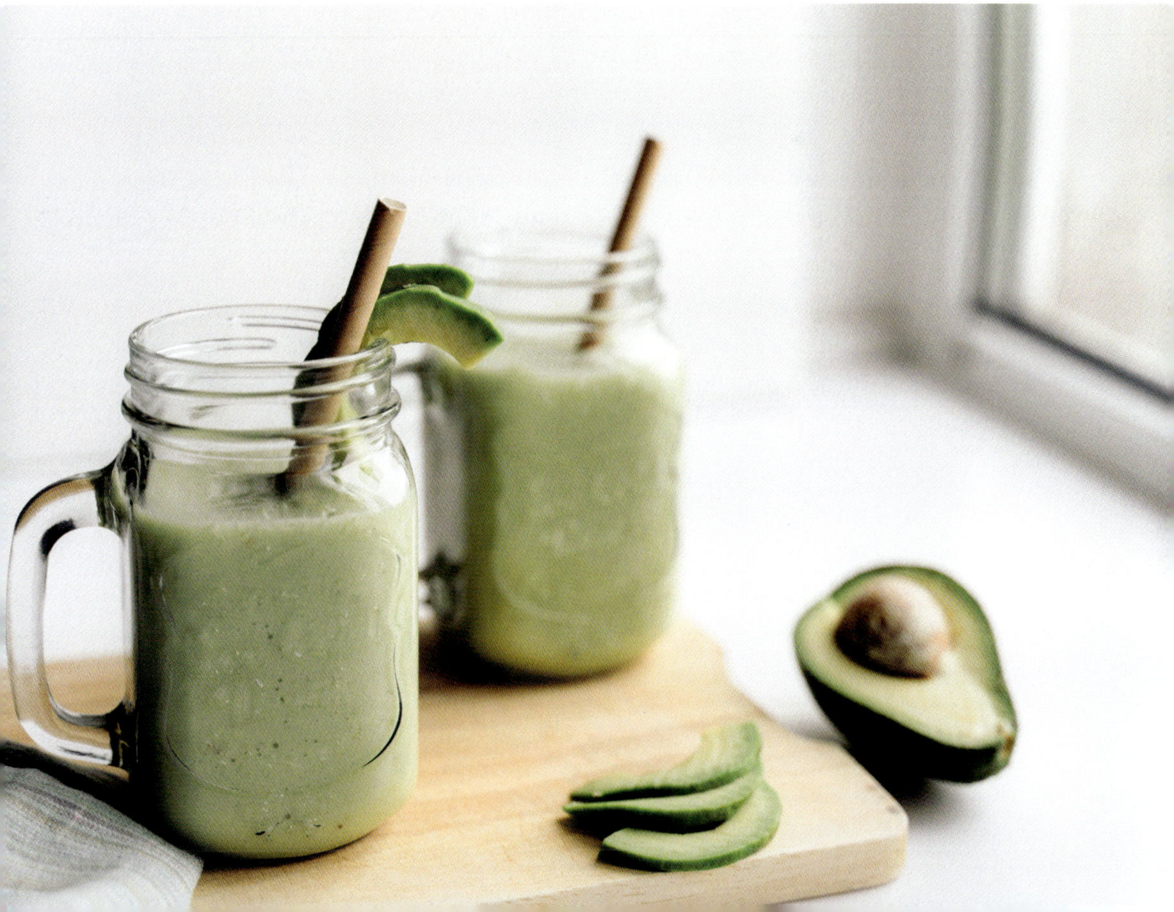

STRATEGIEN ZUR BEWÄLTIGUNG VON STRESS UND ERSCHÖPFUNG

Durch die Geburt deines Kindes wirst du Stress und Erschöpfung eventuell nochmal auf einem ganz anderen Niveau erleben. Im Gegensatz zum alltäglichen Stress, den du z. B. vorher im Job hattest, kommen nun einige andere Faktoren dazu. Gerade zu Beginn des „neuen" Alltags macht man sich so viele Gedanken, ob alles richtig oder normal ist. Und das ist völlig natürlich. Du hast einen kleinen, noch sehr hilflosen Menschen geboren, der seine Bedürfnisse lediglich durch Schreien kommunizieren kann. Dieser kleine zauberhafte Mensch braucht dich nun tags und nachts und fordert sehr viel. Ich persönlich habe erst realisiert, was es bedeutet, Mama zu sein, als ich meinen kleinen Yoko auf dem Arm hielt. Erst zu diesem Zeitpunkt wurde mir die Verantwortung bewusst – und was da alles mit dazugehört.

Natürlich hatte auch ich diese Momente der Verzweiflung, der Tränen und des Gefühls, nichts perfekt machen zu können. Vielleicht manchmal sogar die Angst, zu versagen und keine gute Mama zu sein. Es fällt mir auch jetzt nicht leicht, darüber zu sprechen oder zu schreiben. Nach außen möchten wir oft ein gutes funktionierendes Bild abgeben und allen zeigen, wie toll und easy man das alles meistert. Aber ich bin ganz offen mit dir, weil ich weiß, wie gut es tut, dies auch von anderen Mamas zu hören und zu wissen, dass man nicht alleine ist. Du bist NICHT alleine! Mama-Sein ist eine tägliche Herausforderung. Wir müssen lernen, damit umzugehen, unsere Grenzen zu kennen und sie zu achten.

Du und dein Baby seid euch nach der Geburt vielleicht noch etwas fremd. Zwar hast du es zehn Monate in deinem Bauch getragen und wachsen lassen, aber ihr beide auf der großen, mitunter verrückten Welt: das ist völlig neu. Von Tag zu Tag werdet ihr euch besser kennenlernen. Du wirst verstehen, wie dein Baby ausdrückt, dass es Hunger oder Durst hat. Dass es müde ist. Oder dass es von den Eindrücken der Außenwelt überreizt ist. Gib dir Zeit für diese magische Kennenlernreise. Diese Reise trittst du nur mit deinem Kind an. Der Weg ist das Ziel, wie man so schön sagt.

Mein Sohn Yoko ist inzwischen 2,5 Jahre alt und jetzt betrachte ich natürlich die ersten Wochen, Monate und Jahre nach der Geburt aus einem anderen Blickwinkel. Es gibt für mich keine andere Zeit in meinem Leben, die so aufregend und schön war. Ich habe unendlich viele kostbare Momente erlebt, die mich haben wachsen und entwickeln lassen. Ohne Yoko würde ich niemals hier an meinem Schreibtisch

sitzen und für dich dieses Buch schreiben und es mit all meinen persönlichen Erfahrungen und meinem Wissen füllen können.
Ich gebe dir mit auf den Weg: Sei bereit zu wachsen und dich nochmal ganz anders kennenzulernen.

Im Folgenden möchte ich dir meine Strategien mitgeben, wie ich mit Herausforderung zurechtgekommen bin und wie ich damit umgehe, wenn gerade alles zu viel wird:

1. Versuche, eine Morgenroutine zu finden, die in deinen neuen Alltag passt.

Ich weiß, Routinen mit Baby sind schwierig. Von der Vorstellung eines in Stein gemeißelten Ablaufs kannst du dich verabschieden. Aber aus einer flexiblen Routine, die mal besser und mal weniger gut klappt, kannst du wahnsinnig viel Kraft schöpfen. Mir hat es immer sehr geholfen, wenn ich am Morgen 20–30 Minuten Zeit für mich hatte. Ich konnte mich in Ruhe fertig machen, meinen Kaffee trinken und meine Meditation/Affirmation genießen. Später habe ich dann gerne meine Übungen zur Rückbildung gemacht und wusste, dass ich schon morgens etwas für mich und meinen Körper getan hatte.

2. Schätze das, was gut gelaufen ist.

In den ersten Wochen nach der Geburt haben mein Partner und ich uns abends im Bett gegenseitig drei Dinge genannt, die an dem Tag gut gelaufen sind. Zwischen Stillen, Wickeln und dem alltäglichen Wahnsinn wird einem manchmal gar nicht bewusst, wie viele Dinge auch richtig schön und positiv waren. Die „Erfolge" müssen auch gar nicht groß sein. Ich erinnere mich z. B. an die Freude darüber, dass Yoko sein Geburtsgewicht erreicht hatte. Oder daran, dass mein Partner und ich gemeinsam Abendessen konnten, während Yoko friedlich geschlafen hat. Schätze die kleinen Dinge und lenke deine Gedanken auf das Positive!

3. Plane feste Zeiten für dich ein.

Wenn dein Partner oder deine Partnerin wieder arbeitet, wirst du einen Großteil deines Tages mit dem Baby verbringen. So schön das auch ist, ist es gleichzeitig anstrengend, manchmal langweilig oder auch einsam. Plant daher von Beginn an feste Inseln nur für dich ein. Das kann z. B. eine Stunde sein, nachdem dein Partner oder deine Partnerin nach Hause kommt. Ob du dich dann hinlegst, kurz eine Freundin triffst oder einfach die Ruhe für dich genießt – Hauptsache, du hast diesen Lichtblick schon tagsüber, wenn dir alles kurz zu viel wird.

4. Nimm Hilfe an.

Aus eigenen Erfahrungen und aus den Erzählungen von anderen Mamas weiß ich, wie hilfsbereit Freunde und Familie sind, wenn man gerade ein Baby bekommen hat. Der Knackpunkt liegt meistens darin, dass es den Eltern schwerfällt, diese auch anzunehmen. Auch ich hätte im Nachhinein öfter Ja zu den tollen Angeboten meiner Lieben sagen können. Dass jemand mal eine Runde mit dem Baby um den Block geht, sodass du ein wenig Freiraum hast. Oder dass dir jemand beim Einkaufen etwas mitbringt oder sogar für dich mitkocht. Die Menschen wollen gern für dich da sein, also habe keine Scheu, das auch anzunehmen.

5. Verbiete dir zu googeln.

Insbesondere in den ersten Tagen und Wochen hat man so viele Fragen. Schläft mein Baby zu viel? Schläft es zu wenig? Es spuckt nach jedem Trinken – ist das normal? Eine schnelle, aber nicht unbedingt gute Antwort kannst du dir ergoogeln. Meistens macht dich das aber umso unsicherer. Scheue daher nicht, deine Hebamme um Rat zu fragen. Sie wird dir spätestens beim nächsten Besuch eine kompetente und hilfreiche Antwort geben können.

6. Vernetze dich mit anderen Mamas.

Das Leben als Mama kann vor allem im ersten Jahr sehr einsam sein. Was hilft, sind andere Mütter, die sich in der gleichen Situation wie du befinden. Eine tolle Möglichkeit zum Kennenlernen sind Rückbildungskurse, Krabbelgruppen, Babyschwimmen und Co. Garantiert gibt es auch in deiner Nähe ein Angebot. Ich habe es damals immer sehr bereichernd gefunden, mich mit anderen Mamas auszutauschen und festzustellen, dass sie mit genau den gleichen Themen zu kämpfen hatten.

7. Kommunikation ist King.

Ganz ehrlich: Ein Neugeborenes macht die Beziehung zu deinem Partner oder deiner Partnerin nicht leichter. Nun stehen nicht mehr ihr beiden als Paar im Fokus, sondern euer Baby fordert all eure Aufmerksamkeit. Gepaart mit dem Schlafmangel und der ganz natürlichen Erschöpfung, die ein Leben mit Säugling mit sich bringt, kann das die Beziehung auf die Probe stellen. Wichtig: Bleibt ständig im Austausch. Sprecht darüber, was euch gerade belastet, welche Fragen euch umtreiben, wo ihr euch ungerecht behandelt fühlt und mehr Hilfe benötigt. Falls das im Alltag untergeht, nehmt euch jeden Abend zehn Minuten, um den Tag zu reflektieren und zu überlegen, was morgen besser laufen kann. Kleinigkeiten regelmäßig zu optimieren, ist einfacher, als nach vielen Wochen vor einem großen Chaos zu stehen.

8. Ordnung und frische Luft.

An Tagen, an denen mir alles zu viel erschien, haben mir Struktur und Tageslicht geholfen. Gerne habe ich kurz die Wohnung wieder auf Vordermann gebracht. Damit meine ich keinesfalls eine umfassende Tiefenreinigung oder penibel aufgeräumte Schränke. Einfach das Geschirr in die Spülmaschine räumen, das Bett machen, Tisch und Boden freiräumen, hilft schon. Dann habe ich mir Yoko geschnappt und wir waren eine Runde an der frischen Luft, sodass ich meinen Kopf so richtig durchpusten lassen konnte. Danach zurück in die aufgeräumte Wohnung und der Tag war schon so viel besser.

9. Organisiert euch die Nächte.

Über das Thema Schlafmangel haben wir bereits gesprochen. Falls auch du darunter leidest, nimm dir vor, abends früh ins Bett zu gehen. Die Zeiten, in denen du wieder mit deinem Partner oder deiner Partnerin Serien schauen oder ein gemeinsames Dinner genießen kannst, kommen wieder. Versprochen! Jetzt ist ein früher Schlaf wertvoller. Falls du stillst, kann dein Partner oder deine Partnerin das Wickeln übernehmen. Oder er oder sie übernimmt die frühen Morgenstunden mit dem Baby, sodass du ein bisschen länger schlafen kannst.

10. Mache dir deine Stressoren bewusst.

Oft fühlen wir uns gestresst, wissen aber gar nicht konkret, warum. So fällt es schwer, die Situation zu optimieren. Falls es dir auch so geht, kann es helfen, dir deine Stressoren aufzuschreiben. Hast du diese einmal schwarz auf weiß, kannst du oder könnt ihr überlegen, was man konkret daran verbessern kann.

11. Suche dir professionelle Hilfe.

Wenn dir alles über den Kopf wächst, gibt es sicherlich Menschen, die dir professionell helfen können. Beispielsweise eine Stillberatung, wenn du stets Schmerzen hast oder Sorge, dass dein Baby nicht ausreichend trinkt. Falls dein Baby außergewöhnlich viel schreit, kontaktiere eine Schreiambulanz oder mache einen Termin bei einem Osteopathen oder einer Osteopathin aus, um dein Baby durchchecken zu lassen. Ein stressiger Dauerzustand kann sehr belastend und zermürbend sein. Du darfst dir Hilfe holen!

Unterstützung für Familie und Freunde

HELFENDE HÄNDE: WAS MAMAS UND PAPAS JETZT BRAUCHEN

Seitdem ich Mama bin, hat sich mein Blickwinkel auf zahlreichen Ebenen erweitert. Wenn ich nun Freundinnen oder Familienmitglieder mit Neugeborenen besuche, liegt mein Fokus ganz besonders auf den frischgebackenen Eltern. Ich stelle mir nicht nur die Frage, was ich dem Baby Schönes mitbringe, sondern insbesondere, wie oder womit ich die Eltern unterstützen kann.

Dieses Kapitel möchte ich genau diesem Thema widmen. Denn auch wenn niemand es beabsichtigt: Oft bekommen Mütter und Väter in der ersten Wochenbettzeit nicht immer die helfende Unterstützung, die sie jetzt unbedingt benötigen.

Du erfährst außerdem, wie ihr euch gemeinsam als Paar auf die Geburt vorbereiten könnt. Denn auch wenn du, als Gebärende, den deutlich anstrengenderen Part übernimmst: auch für deine Begleitung ist die Geburt ein eindringliches Erlebnis. Sich im Vorfeld Gedanken zu machen, wie er/sie dich unterstützen kann, wird euch stärker machen und euch ein sicheres Gefühl geben.

WIE KANN DICH DEIN PARTNER BZW. DEINE PARTNERIN WÄHREND DER GEBURT BEGLEITEN?

Eine Geburt ist so besonders. Das wahrscheinlich intensivste und magischste Ereignis steht dir bevor. Vor allem für Erstgebärende bleibt sie bis zum Erleben ein Mysterium. Du kannst dir theoretisches Wissen über die jeweiligen Phasen anlesen, einen Geburtsvorbereitungskurs belegen und dir im Internet Geburtsberichte anderer Frauen durchlesen – alles gibt dir eine grobe Vorahnung. Wie du dein eigenes Baby auf die Welt bringst, welche Erfahrungen und Empfindungen du machst, das bleibt eine Überraschung.

Die meisten werdenden Mamas belegen einen Geburtsvorbereitungskurs. Wenn du keine Lust oder Zeit dazu hast, ist das selbstverständlich völlig okay. Dein Körper weiß ganz genau, was unter der Geburt zu tun ist. Dennoch empfehle ich allen Frauen, die mich nach meiner Meinung dazu fragen, daran mit den Partnern teilzunehmen. Für mich persönlich war dieses Wochenende, an dem mein Freund und ich uns intensiv mit der Geburt und unserem zukünftigen neuen Familienmitglied beschäftigt haben, absolut bereichernd. Der entspannte Austausch mit anderen Paaren, das Wissen einer erfahrenen Hebamme über Geburt, Wochenbett, Stillen und so vieles mehr – das alles hat uns dem großen Ereignis noch nähergebracht.

Insbesondere mein Freund hat von diesen zwei Tagen sehr profitiert. Bei uns – wie bei vermutlich vielen anderen auch – war ich vorher diejenige, die zig Schwangerschafts-Podcasts gehört und Bücher gelesen hatte. Für meinen Freund waren viele Themen absolutes Neuland. Umso sicherer und stärker fühlte er sich im Nachgang.

Anschließend fiel es uns viel leichter zu besprechen, wie er mich bei der Geburt unterstützen kann. Da dieses Ereignis ein so unbekanntes Territorium ist, kann es schwerfallen, im Vorfeld genaue Anweisungen zu geben. Ich denke, das Allerwichtigste ist, dass dein liebster Mensch für dich da ist. Dass er an deiner Seite steht und du spürst, dass du nicht alleine bist.

Das zu wissen, ist für deine Geburtsbegleitung schon enorm erleichternd. Denn auch wenn sie den deutlich leichteren Part übernimmt, ist das Beisein, ohne dass sie dir die Anstrengung oder Schmerzen abnehmen kann, auch nicht einfach.

Wenn es dir gelingt völlig loszulassen, wird dich deine Geburtsbegleitung vielleicht von einer ganz neuen Seite kennenlernen. Stöhnen bis hin zu lautem Schreien sollte dir nicht peinlich sein. Im Gegenteil. Lass alles raus, was kommt, ganz egal, was die anderen um dich herum denken. Für das Klinikpersonal ist das sowieso „daily business" und ich denke, es gibt kaum etwas, was eine Hebamme noch schocken kann. Die Wehen durch lautes Stöhnen hinauszubegleiten, ist auf jeden Fall förderlicher als gehemmt zurückzuhalten, was eigentlich raus möchte.

Weiß dein Partner vorher schon Bescheid, dass du laut werden kannst, ist das ein erster guter Schritt zur Vorbereitung.

Im Vorfeld könnt ihr verschiedene Techniken ausprobieren, wie dein Partner bzw. deine Partnerin dich unter den Wehen bzw. in den Wehenpausen massieren und berühren kann. Kräftiges Gegenhalten am unteren Rücken oder eine Massage in dieser Gegend kann wohltuend sein. Auch eine Nacken- oder Kopfmassage finden viele Frauen angenehm. Zumindest im Vorfeld. Falls du unter der Geburt keine Berührungen ertragen kannst, ist das völlig in Ordnung und nicht ungewöhnlich.

Bevor es losgeht, werden viele Frauen nochmal zum Spazierengehen geschickt. Durch die Bewegung sinkt das Köpfchen tiefer ins Becken, der Gebärmutterhals wird stimuliert und der Körper setzt das Wehenhormon Oxytocin frei. Natürlich ist es einfach schön, wenn ihr diesen vorerst letzten Spaziergang zu zweit machen könnt. Außerdem gibt es dir Sicherheit, wenn du unter den Wehen nicht alleine draußen unterwegs bist. Dein Partner bzw. deine Partnerin kann deine Hand halten, dich ggf. stützen, dich ablenken und einfach bei dir sein.

An dem Ort deiner Wahl für die Geburt darf deine Begleitung zunächst eine aufmerksame Beobachterrolle einnehmen. Denn wie schon erwähnt, kannst du im Vorfeld nicht wissen, was dir unter den Wehen und in der Zeit dazwischen guttut. Eine starke Hand, bei der du in den Wehen den Druck herauslässt, kann wohltuend sein. Durch das viele Atmen hast du wahrscheinlich einen trockenen Mund und spröde Lippen. Lass dir von deinem Partner bzw. deiner Partnerin immer wieder etwas zu trinken reichen, zwischendurch vielleicht auch eine Lippenpflege.

Das Thema Berührung haben wir bereits angesprochen. Schaut gerne im Vorfeld, was guttun könnte, und probiert es einfach aus. Sei unbedingt ehrlich, falls du Streicheln oder Massieren unter den Wehen oder in den Pausen nicht ertragen kannst und höre auf dein Gefühl.

Mitleid kann eine Frau unter der Geburt selten gebrauchen. Ein Baby zu gebären, ist nun mal anstrengend und gleicht einer sportlichen Höchstleistung. Demnach brauchst du Motivation, Unterstützung und Zuspruch, dass du es wunderbar schaffen wirst.

Natürlich wird deine empathische Begleitung mitfühlen und auch Mitleid empfinden. Bitte sie jedoch, mit dir stark zu sein. Du brauchst nun jemanden an deiner Seite, der dich für deine Kraft lobt, dir sagt, dass du es bald geschafft hast und der dich daran erinnert, dass dich jede Wehe näher zu deinem lang ersehnten Baby führt.

Hilfreich ist es auch, jemanden an deiner Seite zu haben, der sich um das Organisatorische kümmert. Das können ausreichend Getränke und Snacks an deiner Seite sein. Oder das Übernehmen von Gesprächen mit deiner Hebamme und/oder den Ärzten über z. B. mögliche Schmerzmittel. So kannst du dich voll und ganz auf dich konzentrieren und weißt, dass du in guten Händen bist.

Je nach Krankenhaus und Personalsituation hast du deine Hebamme um dich herum, die sich bestmöglich um dein Wohl kümmert. Falls diese mehrere Geburten gleichzeitig betreut und wenig Kapazitäten hat, ist es Gold wert, jemanden bei dir zu haben, der dir kleine Wünsche erfüllt. Das kann eine eiskalte Apfelschorle sein oder das Abspielen einer bestimmten Playlist.

Besprecht vorher, von wo aus dich dein Partner bzw. deine Partnerin in der letzten Phase der Geburt begleiten soll. Der Moment, in dem dein Baby aus dir herausschlüpft, ist sehr intim. Viele Frauen haben die Begleitung lieber am Kopf neben sich.

Neben all den tollen Möglichkeiten, wie dich deine Geburtsbegleitung unterstützen und dieses magische Erlebnis mit dir teilen kann, gibt es auch ein paar No-Gos:

- **Ungeduld zeigen:** Eine Geburt kann lange dauern. Sie geht aber nicht schneller, wenn du das von deinem Gegenüber ständig signalisiert bekommst. Stelle vorher klar, dass deine Begleitung selbstverständlich äußern darf, falls sie müde, hungrig oder durstig ist. Ungeduld und Druck zu erzeugen, ist aber absolut fehl am Platz.
- **Handy weg:** Dass deine Begleitung durch Social Media oder die Nachrichten scrollt, während du Wehen hast, ist selbstverständlich unangebracht. Ob und wann Fotos oder Videos gemacht werden, entscheidest du ganz allein.
- **Keine Schwäche zulassen:** Auch deine Begleitung kann die Geburt übermannen. Zwar sollte sie stark an deiner Seite sein, aber nur so gut es geht. Falls er bzw. sie sich unwohl und schummrig fühlt, lieber hinsetzen oder legen und kurz ausruhen.

Ich wünsche dir von Herzen eine wundervoll magische Geburt. Bald könnt ihr eure ganz eigene Geschichte erzählen und es beginnt ein neues, aufregendes Kapitel in eurem Leben.

SO KÖNNEN PARTNER BZW. PARTNERIN UND FAMILIENMITGLIEDER NACH DER GEBURT UNTERSTÜTZEN

Viele Frauen, die ihr Baby im Krankenhaus zur Welt gebracht haben, verbringen dort anschließend noch weitere zwei bis drei Tage bis zur U2 (die 2. ärztliche Untersuchung des Babys). Dann geht es endlich mit dem Neugeborenen nach Hause – eines von sehr vielen „ersten Malen", die ihr als neue kleine Familie erleben werdet. Ich kann mich noch gut erinnern, wie groß meine Vorfreude damals war. Yoko ist mitten in der Corona-Zeit geboren, weshalb mein Partner nicht bei mir im Krankenhaus bleiben durfte. Ich konnte es kaum erwarten, dass wir drei endlich wieder vereint waren und unsere Kennenlernzeit losging.

Auf der anderen Seite war mir auch ein wenig mulmig zumute. Von nun an hatte ich nicht mehr ständig Hebammen, Krankenschwestern und Ärzte bzw. Ärztinnen um mich herum, die ich bei Fragen und Unsicherheiten ansprechen konnte.

Die täglichen Besuche unserer Hebamme waren daher ein wahrer Segen für mich. Mit ihr konnten wir all unsere Sorgen teilen. Und siehe da – eigentlich waren diese immer unbegründet und wir fühlten uns nach ihrem Besuch viel besser und sicherer im Umgang mit Yoko.

Die ersten paar Tage zu Hause haben wir nur zu dritt in unserer kleinen Familien-Bubble verbracht. Dann luden wir nach und nach den ersten neugierigen Besuch ein: Familienmitglieder und enge Freunde. Ich finde es wichtig, sich damit die Zeit zu lassen, die man braucht. Du darfst jetzt ganz ehrlich sein und in dich hineinfühlen, ob sich Besuch schon stimmig für dich anfühlt. Manche Mamas können es kaum erwarten, stolz ihr Neugeborenes zu präsentieren. Andere haben zunächst das Bedürfnis, sich einzuigeln und von der Außenwelt abzuschotten. Tu das, was sich für dich und euch richtig anfühlt und versuche dir keine Gedanken darüber zu machen, was andere davon halten könnten. Die ersten Tage mit dem neuen Baby sind so besonders. Besonders schön, aber auch besonders herausfordernd. Umso wichtiger ist es, eure Ressourcen als Eltern zu schonen und auf die eigene Intuition zu hören.

Apropos nach Hause kommen: Für das perfekte Zuhause-Gefühl habe ich es damals sehr genossen, dass unsere Wohnung sauber und aufgeräumt war. Das ist manchmal leichter gesagt als getan. Denn nicht selten geht die Geburt mitten in der Nacht los, wenn man am Abend noch gar nicht damit gerechnet hat. Auf geht's Richtung Kranken- oder Geburtshaus – zurückgelassen wird das dreckige Geschirr vom Dinner, die vielleicht noch nasse Wäsche in der

Maschine und Co. Das ist natürlich kein Weltuntergang und in dieser Situation absolut nebensächlich. Trotzdem fühlt es sich gut an, mit dem frischen Baby in einem geordneten, wohligen Zuhause anzukommen. Falls du also liebe Freunde, Freundinnen oder Familienmitglieder hast, die Lust und Zeit haben, für Klarschiff zu sorgen, kann ich das nur empfehlen.

Es ist Gold wert, wenn dein Partner bzw. deine Partnerin in der Wochenbettzeit möglichst viel zu Hause ist. Sich in den ersten Wochen nach der Geburt Urlaub oder Elternzeit zu nehmen, kann ich nur empfehlen. So habt ihr die Gelegenheit, euch als neue Familie ganz in Ruhe kennenzulernen, zu beschnuppern und miteinander zu kuscheln. Du wirst sehen, dass der gewöhnliche Alltag schneller wiederkommt, als ihr denkt. Genießt diese ersten Tage und Wochen, in denen die Zeit ein wenig stillsteht. Neben dem emotionalen Support kann dein Partner bzw. deine Partnerin dir in vielen anderen Bereichen eine große Hilfe sein.

Hier ein paar Beispiele:

- Du wirst viel Zeit im Bett verbringen. Frische Bettwäsche und ein regelmäßig gelüftetes Schlafzimmer sorgen für ein gutes Gefühl, wenn du viel liegst und diesen Ort kaum verlässt.
- Dass es nicht schön ist, vom Bett aus auf Wäscheberge oder einen überquellenden Kleiderschrank zu schauen, ist logisch. Macht das Schlafzimmer schon vor der Geburt zu einem Wohlfühlort. Frische Blumen oder generell Pflanzen machen es noch wohnlicher.
- Wie schon erwähnt, wirst du – insbesondere, wenn du stillst – ständig durstig und hungrig sein. Unaufgefordert darf dein Partner bzw. deine Partnerin gerne dafür sorgen, dass du Wasser, Tee und Snacks wie Nüsse oder Energyballs an deinem Bett hast.
- Die ersten Tage mit dem neuen Baby fühlen sich unwirklich an. Auf der einen Seite dauern sie ewig, weil man im Gegensatz zum „alten“ Leben kaum etwas macht. Auf der anderen Seite ist es auch ruckzuck Abend, weil man mit Stillen/Füttern, Wickeln, Hebammen-Besuchen und Co. doch den ganzen Tag beschäftigt ist. Schau, welche Aufgaben du gut und gerne auslagern kannst. Das Wickeln beispielsweise kann zur Exklusivzeit für deinen Partner bzw. deine Partnerin mit dem Baby werden. Durch sanfte Fuß- und Bauchmassagen kann er bzw. sie dem Neugeborenen Gutes tun und eine ähnliche Nähe schaffen, wie du ggf. beim Stillen.

- Dem Thema Ernährung habe ich bereits ein ganzes Kapitel gewidmet. Da gutes Essen jetzt so wichtig ist, darf sich dein Partner bzw. deine Partnerin mit viel Liebe und Leidenschaft um dein leibliches Wohl sorgen.

  Mein Tipp: Falls du bislang diejenige warst, die sich in der Beziehung um das Kochen gekümmert hat, tauscht ruhig vor der Geburt ab und zu die Rollen. Mit ein bisschen Routine im Planen, Vorbereiten und Kochen der Gerichte wird es deinem Gegenüber weitaus leichter fallen.

Auch Familienmitglieder und Freunde möchten nicht nur dein Baby willkommen heißen, sondern auch euch als Familie unterstützen. Und diesen Beistand darfst und sollst du gerne annehmen. Menschen, die selbst schon Kinder haben, fällt es meist besonders leicht, genau dort Hilfe anzubieten, wo man sie braucht. Sie wissen, welche Schwierigkeiten und Bedürfnisse ihr als frischgebackene Eltern in den ersten Wochen habt. Falls nicht, dürft ihr gerne vorschlagen, was euch helfen würde bzw. überlegen, welche Aufgaben gut zu wem passen. Du hast Freundinnen, die liebend gern kochen und ein Faible für gesundes Essen haben? Perfekt! Bitte sie, bei ihrem Besuch einen großen Topf Suppe oder einen Auflauf mitzubringen. Sie werden es lieben, euch mit frisch gekochtem Essen Gutes zu tun.

Freunde oder Familienmitglieder, die ein großes Auto besitzen, können beim Einkaufen auch eure Lebensmittel und Getränke besorgen und vorbeibringen.

Andere, die vielleicht selbst Kinder haben, können euer ggf. anderes, größeres Kind nachmittags aus der Kita abholen und noch mit zum Spielplatz nehmen oder einen Ausflug machen.

Ebenfalls ist es hilfreich, wenn jemand eure Wohnung durchsaugt, das Bad putzt oder Besorgungen in der Drogerie oder Apotheke übernimmt.

Manche Babys schlafen besonders gut und lange, wenn sie in der Trage oder im Kinderwagen in Bewegung sind. Da (lange) Spaziergänge für dich in den ersten Tagen und Wochen noch keine gute Idee sind, ist es toll, wenn jemand das für dich übernimmt. Das erste Mal ohne Baby zu sein, das du seit der Geburt 24/7 um und an dir hattest, wird zwar ungewohnt sein, aber sicherlich guttun.

Manchmal ist es schwer, das zu kommunizieren, dennoch finde ich es wichtig, dass dein Besuch respektvoll und nicht übergriffig ist. Ungefragte Ratschläge oder gar Kritik daran, wie ihr mit eurem Baby umgeht, sind fehl am Platz. Auch Gäste, die erwarten, dass ihnen Kaffee und Kuchen serviert werden und die dann stundenlang bleiben, sind für die meisten frischen Eltern zu Beginn eine Belastung.

Mamas sind kurz nach der Geburt meist sehr feinfühlig, emotional und nah am Wasser gebaut. Traue dich zu sagen, wenn dir etwas zu viel wird und du deine Ruhe brauchst. In dieser Zeit ist es außerdem gut, nur die Menschen einzuladen, bei denen du ganz du selbst sein darfst. Denen du auch ungeduscht und im Schlafanzug die Tür öffnest und deren Gesellschaft dich stärkt, statt ermüdet.

Das „Management" eures Besuchs darfst du deinem Partner bzw. deiner Partnerin überlassen. Er bzw. sie darf euren Gästen freundlich ein Zeichen geben, wenn es Zeit zum Aufbrechen ist. Er bzw. sie kann im Vorhinein kommunizieren, dass es nett wäre, wenn etwas zu Essen für alle mitgebracht wird, statt umgekehrt.

SINNVOLLE IDEEN UND PRAKTISCHE GESCHENKE

Nach Yokos Geburt waren wir vollkommen überrascht und gerührt, wie viele Menschen aus unserem nahen und auch entfernteren Umfeld sich mit uns freuten. In den ersten Wochen trudelten fast täglich Glückwunschkarten und Geschenke bei uns ein.

Viele Freunde und Familienmitglieder fragten sogar im Voraus, was wir noch gebrauchen könnten und womit sie uns eine Freude und uns unterstützen würden. Damals, als Eltern-Neulinge, fiel es uns manchmal noch schwer, den Überblick zu behalten und einzuschätzen, wovon wir genug haben und was sinnvoll wäre. Heute, rückblickend, weiß ich, welche Geschenke ein echter Segen waren und welche zwar lieb gemeint waren, aber leider nicht den größten Nutzen für uns hatten. Meine Ideen für sinnvolle und praktische Geschenke möchte ich deshalb mit dir teilen. Vielleicht können sie dir als Inspiration dienen.

Tolle Geschenke für das Baby:

- **Hochwertige Babykleidung:** Besonders für die empfindliche, schutzbedürftige Babyhaut sind Naturmaterialien wie Wolle oder Wolle-Seide toll. Da diese Stücke auch ihren Preis haben, finde ich z. B. einen Wolle-Seide-Body oder ein Wollwalk für den Winter ein schönes Geschenk. Hier lohnt es sich wirklich, in ein paar qualitativ hochwertige Teile zu investieren.
- Falls sich mehrere Familienmitglieder zusammentun möchten, ist ein Hochstuhl mit Neugeborenen-Aufsatz ein sehr praktisches Geschenk. Wir fanden es toll, dass Yoko dadurch von Anfang an am Familientisch dabei sein konnte. Wenn ich alleine mit ihm war, konnte ich ihn darin z. B. auch mit ins Bad nehmen, wenn ich duschen wollte.
- **Spieluhr.** Als Ritual gab es bei uns eine Spieluhr am Wickeltisch und eine bei der Einschlaf-Begleitung.
- **Kindergeschirr:** Auch das wirst du erst frühestens mit dem 5. Lebensmonat, zum Beikoststart, brauchen. Dennoch ist es umso schöner, sich nochmals an den tollen Geschenken deiner Lieben zu erfreuen. Teller, Tassen, Besteck und Co. in niedlichem Design gibt es z. B. aus Silikon oder mit Saugnapf.
- **Stilllicht:** Eine angenehme Lichtquelle für das nächtliche Stillen sorgt für die nötige Helligkeit, ohne Mama und Baby zu wach zu machen. Von Salzkristall-Lampen bis hin zu süßen Tierlampen gibt es für jeden Geschmack das Richtige.

Tolle Geschenke für die Mama/Eltern

- **Massagegutscheine:** Spezielle Post-Partum-Massagen sind auf die Bedürfnisse der frischgebackenen Mamas abgestimmt. Gerade nach den ersten intensiven Wochen tut es so gut, eine Stunde Me-Time zu haben und sich und dem Körper etwas Ruhe und Entspannung zu gönnen. Es gibt auch mobile Massagen, die zu euch nach Hause kommen.
- **Essen vom Wochenbett-Lieferservice:** Mittlerweile gibt es verschiedene Unternehmen, die sich auf die Bedürfnisse von Frauen im Wochenbett spezialisiert haben. Natürlich könnt ihr, statt selbst zu kochen, auch bei Restaurants im Umfeld bestellen. Die Mahlzeiten der Wochenbett-Services sind im Vergleich viel liebevoller gestaltet und beinhalten genau das, was du nach der Geburt brauchst.
- **Drogerie-Gutscheine.** Dadurch könnt ihr selbst entscheiden, was wirklich noch benötigt wird und habt am Ende nicht alles doppelt.
- **Hochwertige Pflegeprodukte:** In der Schwangerschaft und mit einem Neugeborenen gibst du als Mama sehr viel. Du lässt dein Baby in dir wachsen, kümmerst dich aufopferungsvoll um dein Kleines und versorgst es ggf. über deine Muttermilch mit allen Nährstoffen, die es braucht. Du selbst kommst, gerade zu Beginn, vermutlich oft zu kurz. Da für eine ausgedehnte Wellness-Session einfach keine Zeit ist, fand ich kleine, ganz bewusste Selfcare-Momente wertvoll. Eine pflegende Gesichtsmaske, während Yoko zufrieden schlief, oder ein schönes Öl für den Bauch und den vom Stillen und Tragen strapazierten Rücken taten zwischendurch einfach gut.
- **Zeit:** Einerseits ist so viel davon da, andererseits so wenig. Wenn deine Liebsten dein Baby für einen kleinen Spaziergang mitnehmen, sodass ihr als Paar mal wieder Zeit zu zweit habt, fühlt sich das wahnsinnig entlastend an. Von einem Tag auf den anderen wurdet ihr in ein ganz neues Leben katapultiert. Ein kleiner, hilfsbedürftiger Mensch ist nun ständig an eurer Seite. Es ist völlig in Ordnung, wenn ihr euch zwischendurch nach kleinen Momenten der Zweisamkeit aus eurem vorherigen Leben sehnt.

TRAU DICH, UM HILFE ZU BITTEN

Es braucht ein ganzes Dorf, um ein Kind großzuziehen. So lautet ein nigerianisches Sprichwort. Damit ist gemeint, dass Babys und Kinder ein soziales Gefüge mit vielfältigen Ansprechpartnern brauchen. Und dass die Kindererziehung und Care-Arbeit nicht nur auf den Schultern der Eltern lasten sollte, sondern breiter verteilt werden darf. In unseren heutigen Familienkonstrukten ist es oft so, dass die Großeltern nicht mehr, wie vielleicht noch vor mehreren Jahren, im gleichen Ort oder sogar mit im Haus wohnen. Man selbst ist z. B. zum Studieren oder für den Job aus dem Heimatort in die Großstadt gezogen und hat die Familie hinter sich gelassen.

Ist das bei euch auch der Fall, kann ich nur empfehlen, dass ihr euch schon früh um ein stabiles Netz aus Freunden und Nachbarn kümmert, die euch unterstützen können. Zu wissen, dass ihr jemanden habt, der sich um euer Baby kümmern kann, wenn ihr krank seid, euch Medikamente besorgt oder etwas vom Einkaufen mitbringt, beruhigt enorm.

Vielleicht habt ihr Menschen in eurem Umfeld, die gerne mal babysitten. Bevor euer Kind in die Kita, zur Tagesmutter oder zu einer Nanny kommt, kann es hilfreich sein, wenn es schon „trainiert" hat, von anderen Menschen außer Mama und Papa betreut zu werden. Auch euch wird dieser erste Abnabelungsprozess leichter fallen, wenn die tägliche Fremdbetreuung nicht von heute auf morgen kommt.

Ich weiß selbst, wie schwer es fallen kann, Hilfe anzunehmen oder darum zu bitten. Man macht sich Gedanken, ob man seinen Liebsten zu viel Arbeit zumutet, ob es dem Baby bei jemand anderem gut gehen wird, ob man alles nicht doch alleine hätte schaffen können … Im Nachhinein hätte ich ruhig öfter Hilfe annehmen können. Dein Umfeld würde nicht fragen, wenn sie nicht gerne unterstützen würden. Vielleicht hilft es dir, daran zu denken, wie glücklich man sich selbst fühlt, wenn man anderen etwas Gutes tut.

Und auch wenn dir die Hilfe nicht direkt angeboten wird, darfst du ruhig darum bitten. Die anderen stecken nicht in deiner Situation. Sie wissen vielleicht gar nicht, dass bei dir gerade alles drunter und drüber läuft und du eine helfende Hand gut gebrauchen könntest.

Wie auch in deiner Schwangerschaft lege ich dir ans Herz, auf deine Bedürfnisse zu achten und auf dein Bauchgefühl zu hören. Beides wird dir den für dich richtigen Weg zeigen. Ich wünsche dir unendlich viel Kraft für die magische Zeit nach der Geburt. Und wenn doch mal alles aus dem Ruder läuft, halte eine Sekunde inne, gönne dir einen bewussten tiefen Atemzug und fokussiere dich auf das Gute und Leichte in deinem Leben.

Und vielleicht gönnst du dir ab und zu kraftvolle Affirmationen, die dich unterstützen und deine Gedanken wieder auf das Positive richten.

STÄRKENDE AFFIRMATIONEN:

Vielleicht hast du bereits in deiner Zeit der Schwangerschaft meine Affirmationen zur Stärkung und Unterstützung ausprobiert. Vielleicht haben sie dir gutgetan, vielleicht konntest du aber auch gar nichts damit anfangen. Auch jetzt als Mama können dir Meditationen, Affirmationen und Visualisierungen guttun, sie richten deine Gedanken auf das Positive und schenken dir Kraft und Energie.

Affirmationen sind positiv formulierte Botschaften, die dich dabei unterstützen, dich wieder mit deiner inneren Stärke und Weisheit zu verbinden und mit mehr Selbstbewusstsein und Vertrauen deinen Tag zu bewältigen. Affirmationen haben einen sehr großen Einfluss auf unsere Gedanken- und Gefühlswelt. Sie unterstützen uns dabei, unsere Gedankenmuster und Glaubenssätze, unser Verhalten und unsere Gewohnheiten positiv zu beeinflussen.

Du kannst diese Affirmationen gerne morgens für dich in Stille sagen, oder wann immer du dir einen kleinen bewussten Moment nur für dich schenken und freischaufeln möchtest.

Sprich jede Affirmation laut oder in Gedanken ein- oder mehrmals, so wie es sich für dich stimmig anfühlt.

Affirmationen für Mamas und Papas in der Zeit nach der Geburt:

Ich mache mir bewusst, dass ich als Mama (Papa) die wertvollste und wichtigste Aufgabe in dieser Welt übernehme.

Ich darf alle Gefühle fühlen und erleben, die sich zeigen. Alles darf da sein.

Ich erkenne, dass ich jeden Tag mein Bestes gebe. Ich erkenne an, dass jeder Tag anders sein darf.

Ich darf genau die Mama sein, die ich bin.

Ich darf genau der Papa sein, der ich bin.

Ich mache mir bewusst, dass ich die Quelle für meine Kinder bin. Ich kann nur geben, was ich auch selbst für mich habe.

Ich gehe nachsichtig und liebevoll mit mir selbst um.

Ich verdiene es, glücklich zu sein.

Ich muss mich niemandem beweisen, denn ich bin mir selbst genug.

Schlusswort

„Jetzt ist die Zeit, in der du niemandem etwas beweisen musst, vor allem nicht dir selbst.“

Die magischen Monate der Schwangerschaft dürfen wir ganz bewusst dafür nutzen, wieder mehr Leichtigkeit und Entspannung zu kreieren. Wir geben uns den Raum zu spüren, ob uns etwas, eine Situation oder eine bestimmte Person guttun und lernen unsere Grenzen nochmal neu kennen.

Als Athletin sind mir die Themen Bewegung in der Schwangerschaft und Rückbildung sehr wichtig. Daher habe ich einen großen Teil meines Buches diesen Bereichen gewidmet. Aber mindestens genauso wenig zu vernachlässigen sind unser Wohlbefinden, unsere mentale Stärke und unsere Selbstliebe.

Ich wünsche mir von Herzen, dass dich mein Buch liebevoll begleitet hat und du emotional sowie körperlich gestärkt deine wundervollen Monate der Schwangerschaft durchlebt hast.

Ich hoffe, dass ich dich motivieren konnte, neue Routinen für dich zu entwickeln. Gleichzeitig hoffe ich, dich immer wieder erinnert zu haben, dir Inseln der Ruhe zu gönnen und dich liebevoll um deinen Körper zu kümmern.

Von deiner Schwangerschaft bis hin zu der aufregenden Zeit nach der Geburt durfte ich dich begleiten. Jetzt wünsche ich dir eine kraftvolle weitere Reise mit deiner Familie.

Liebe Mama, ich wünsche dir von Herzen nur das Beste.
Deine Kaya

Danke!

Mein größter Dank gilt meinem Sohn Yoko.

Ohne dich hätte ich niemals dieses Buch geschrieben. Mit dir habe ich die wundervollsten, lustigsten und wertvollsten Jahre meines Lebens erlebt und du lässt mich jeden Tag wachsen und dazulernen. Ich liebe dich über alles!

Danke Eulogia Verlag!

Ohne euch wäre dieses wundervolle Projekt nicht möglich gewesen. Danke, dass ihr an mich geglaubt habt und ich mich absolut frei ausleben durfte!

Danke Mama.

Du warst ab der ersten Sekunde ein Fan von der Idee, ein Buch zu schreiben. Du hast es mir zugetraut, mich motiviert und so viel Zeit mit Yoko verbracht, damit ich am Schreibtisch sitzen durfte. Ich liebe dich!

Danke Jana.

Ohne das Wissen, dass du an meiner Seite bist, hätte ich mich niemals getraut, den Buchvertrag zu unterschreiben.

Danke Linda.

Als meine Assistentin hast du jede einzelne Zeile dieses Buches gelesen und mir deine wertvolle Meinung dazu gesagt. Du hast sogar bei 30 Grad im Sommer all meine Rezepte getestet, auch die Suppen und Eintöpfe! Du bist ein Schatz!

Danke Papa.

Ohne dich und deine Liebe wäre ich nicht die Kaya, die ich bin.

Danke Oma Rina & Opa Achim.

Voller Freude und Liebe verbringt ihr so viel Zeit mit Yoko und ich darf arbeiten und wundervolle Dinge kreieren.

Danke Micha.

Du begleitest mich seit Jahren, forderst mich heraus, liebst mich, streitest mit mir und baust mich immer wieder auf, wenn ich das Selbstvertrauen in mich und meine Arbeit verliere. Ich liebe dich!

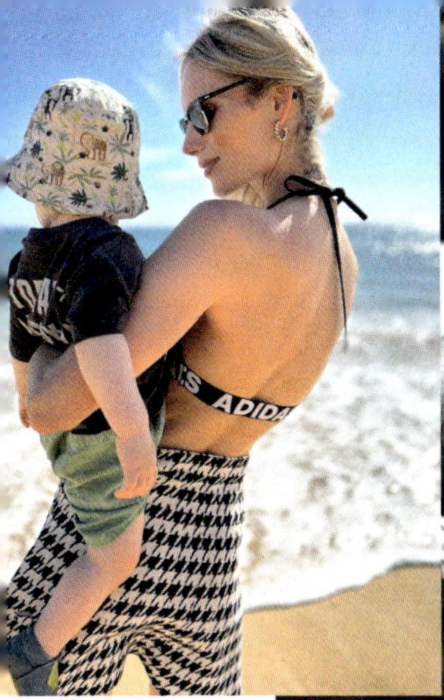
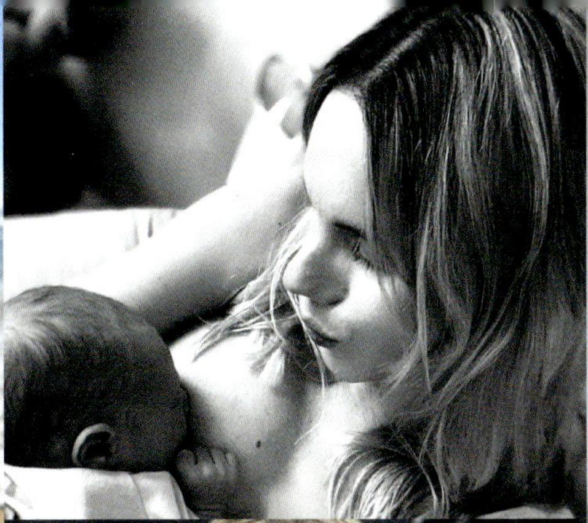
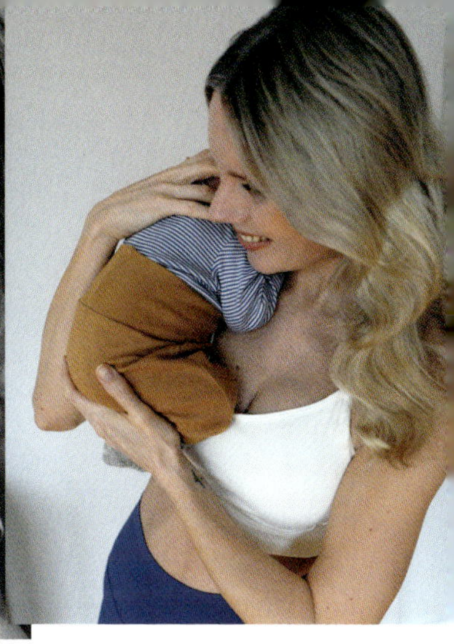
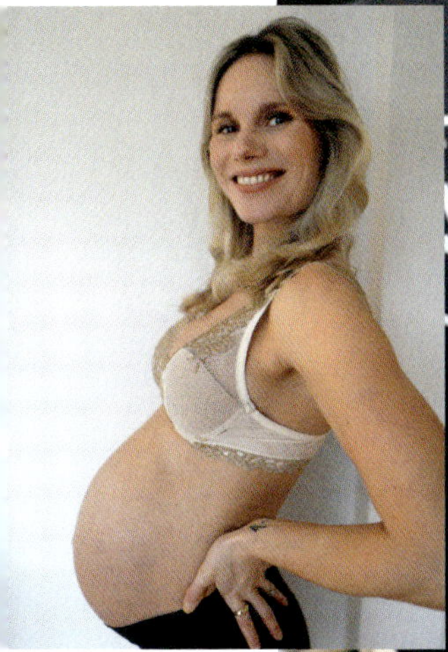
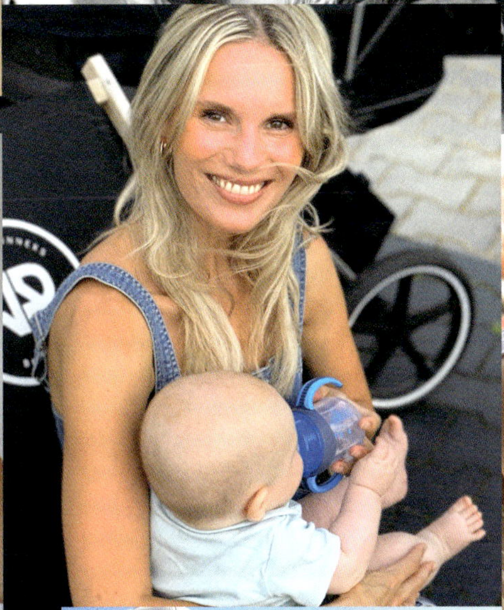
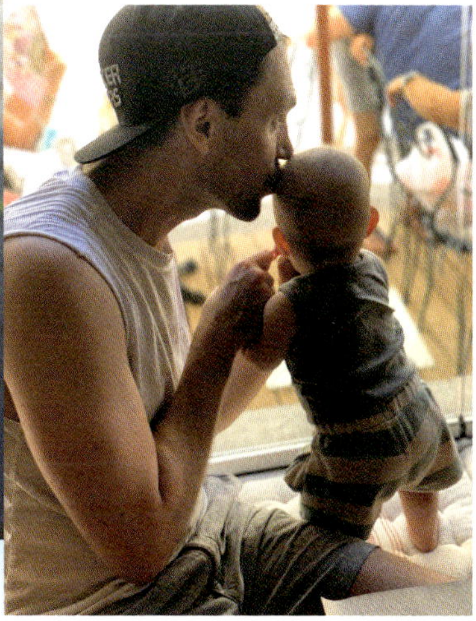
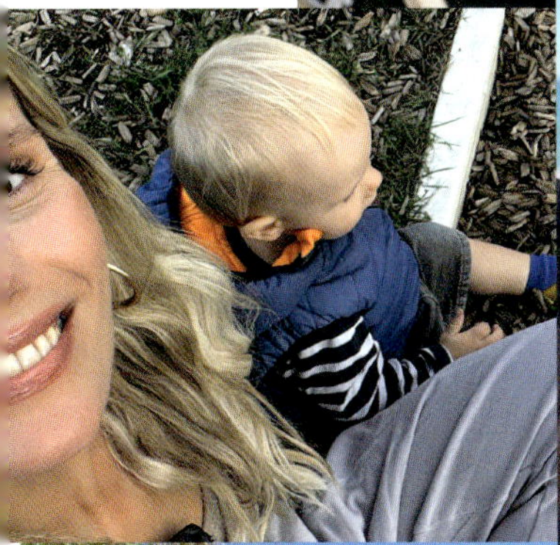
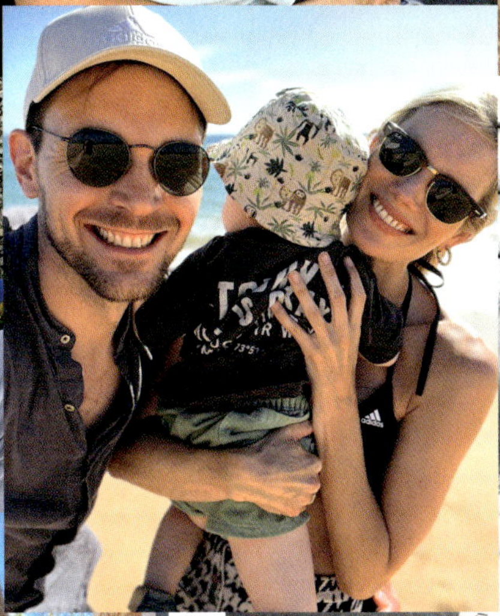
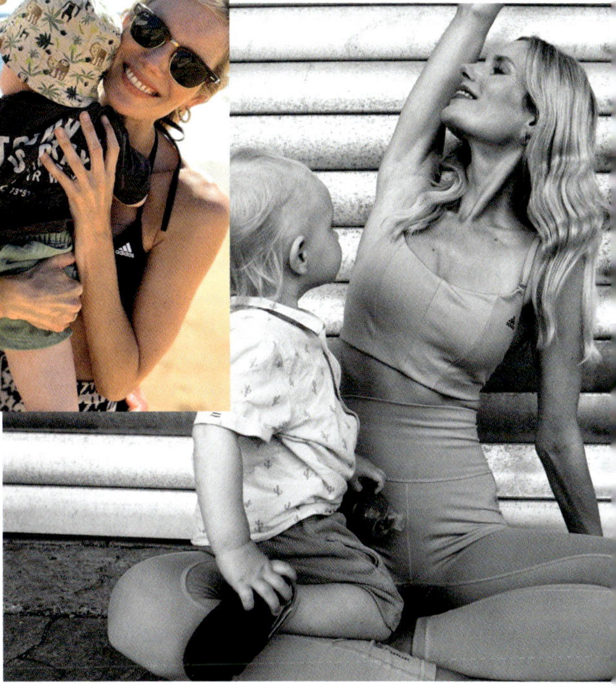
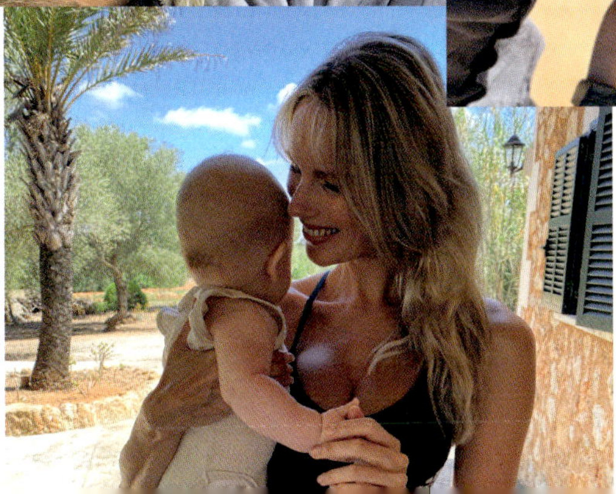

Quellen

Quelle: Alina Spieth, E-Book: Fit durch die Schwangerschaft von Kaya Renz
Quelle: Deutsche Gesellschaft für Ernährung

Quelle: Dr. Markus Keller, Edith Gätjen
Buch: Vegane Ernährung, Schwangerschaft, Stillzeit und Breikost

Quelle: Julia Ronnenberg, Hebamme
www.mammacita.com

Bilder

Bilder Übungen:
Sebastian Donath
www.debastian-donath.com
Assistenz: Emilia Laschke

Bilder Rezepte:
www.unsplash.com & www.pexels.com

Konzept & Inhalt & Texte:
Kaya Renz

Assistenz:
Linda Eberhardt

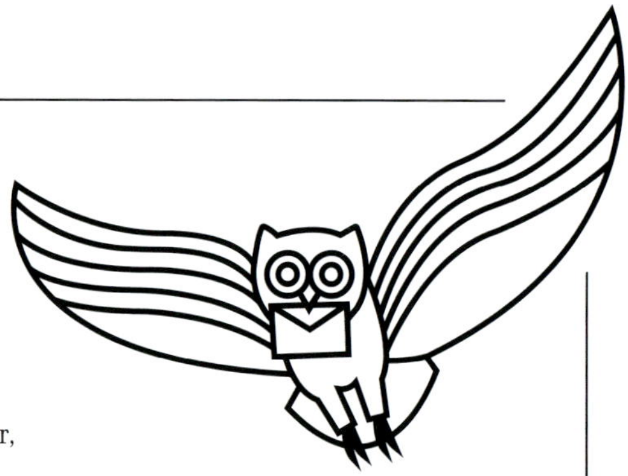

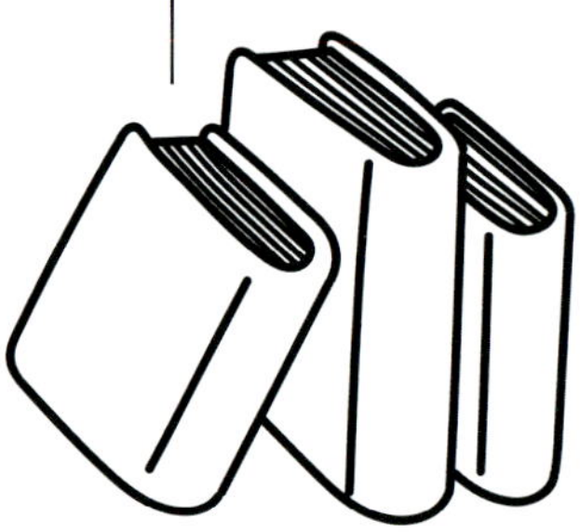